KB252860

인도 전통 요가의 맥脈

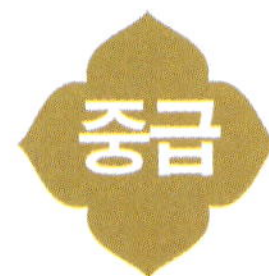

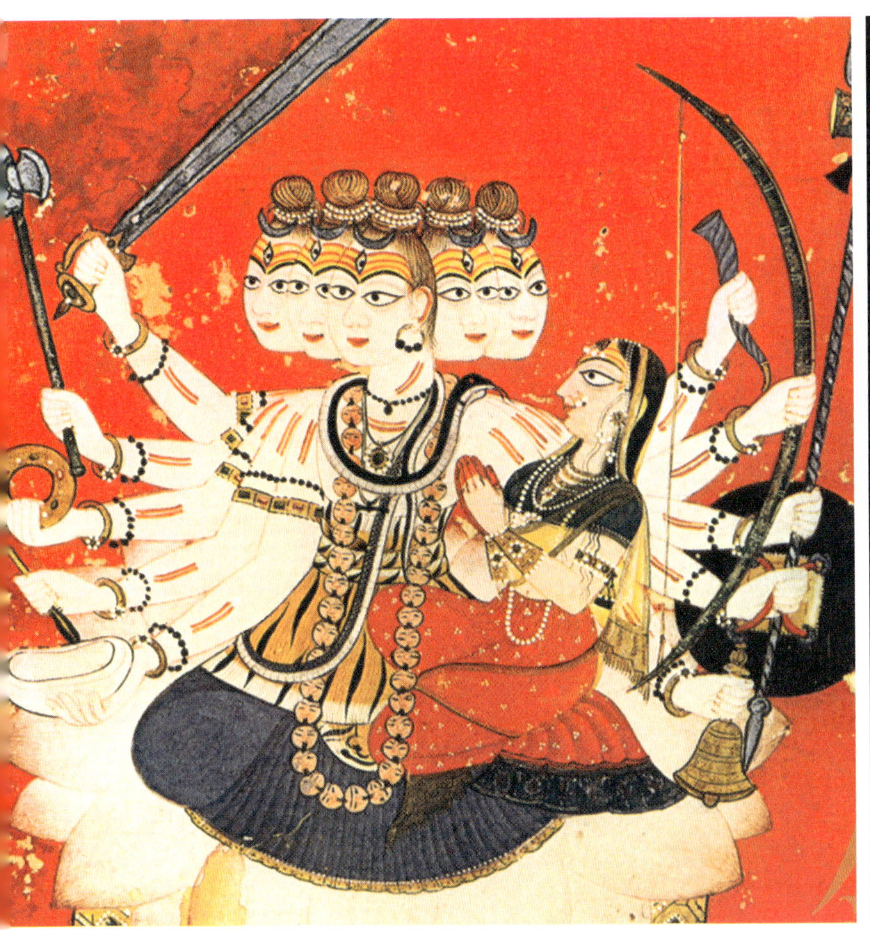

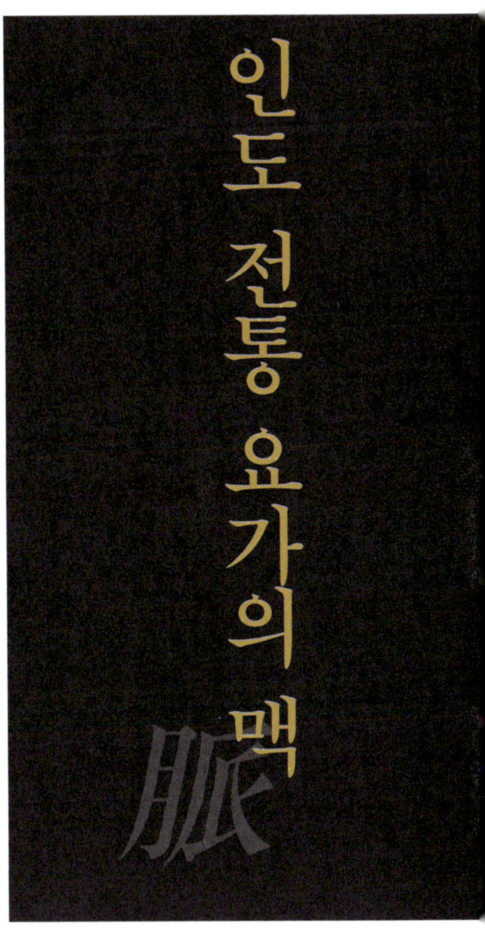

배해수 편역

지혜의나무

감사의 글

나마스테! Namastte!

요가경전들을 모은 '요가비전Yoga 秘傳'에 이어 두 번째로 인도 전통요가를 소개한 전문 실용서 '인도 전통요가의 맥脈'이 세상에 나오기까지 도움을 주신 모든 분들께 감사드립니다.

여러 면에서 지원을 아끼지 않았던 한국요가협회 이정훈 회장님과 사무국장 김삼곤 님을 비롯하여 협회회원님들과 끊임없는 관심으로 지켜봐주신 배정희, 최갑표, 반석진, 노미경, 김수정 님, 아유르베다학회 류태희, 김재민 님, 인도로 가는 길 정무진 님, 그리고 자료구입과 번역과정에 도움을 주신 혜인스님께 진심으로 감사드립니다.

전통요가 자세사진을 위해 많은 시간을 내준 아름다운요가동호회 최진호 님과 정확한 자세를 위해 수고해주신 심태주, 백다연, 박은정, 권지혜, 곽진이 님, 책의 내용을 다듬어주신 조미경, 김희숙 님, 이 분들의 적극적인 도움이 없었다면 이 책의 완성은 쉽지 않았을 것입니다. 출판을 허락해주시고 모든 과정을 함께해주신 '지혜의나무' 이의성 사장님과 좋은 책이 되도록 정성을 모아주신 편집부의 노고에 감사드립니다.

문화에 대한 새로운 이해와 시야를 넓혀준 전북대 문화인류학과와 동국대학교 체육교육학과, 그리고 호원대 요가학과의 인연들에 감사드립니다. 늘 염려와 격려를 주시는 존경하는 최인규, 이광철 님과 이 책이 나오기를 기다리며 관심을 주신 모든 분들께 지면을 빌려 깊은 감사를 드립니다.

감사의 글 · 4

중급 과정을 위한 요가

이 책의 특징과 구성 · 14
전통요가 참고 문헌 · 18

요가의 이해

요가 자세의 이해 · 20
질병으로부터 자유 · 21
요가 자세의 기원 · 24
요가 자세의 실천 · 26
반대 자세와 유의 할 점 · 28
휴식과 이완의 필요성 · 29

요가의 생리학

나디Nadi · 32
차크라Cakra · 36
정신적 결절結節 · 43
쿤달리니Kundalini · 47
내장의 정화 · 49

해맞이 자세|Surya Namaskara

해맞이 자세 · 52

해맞이 자세 12동작 순서 · 54

1. 기도 자세 Pranamasana · 55
2. 팔을 뒤로 젖힌 자세 Hasta-Uttanasana · 56
3. 선 전굴 자세 Padahastasana · 57
4. 기마 자세 Ashwa-Sanchalanasana · 58
5. 균형 자세 Santolanasana · 59
6. 오체투지 Ashtanga-Namaskara · 60
7. 코브라 뱀의 자세 Bhujangasana · 61
8. 경배 자세 Namaskasana · 62
9. 산 자세 Parvatasana · 63
10. 기마 자세 Ashwa-Sanchalanasana · 64
11. 선 전굴 자세 Padahastasana · 65
12. 야자나무 자세 Tadasana · 66

달맞이 자세|Chandra Namaskara · 67

달맞이 자세 Chandra Namaskara · 68

중급 과정의 요가 자세|Asanas

금강좌에서의 명상자세 · 72

금강金剛의 자세 Vajrasana · 73
제왕帝王의 자세 Bhadrasana · 74
포효하는 사자獅子자세 Simha-Garjanasana · 76
황소牛 자세 Vrishasana · 78
연꽃 산山 자세 Padma-Parvatasana · 80
산토끼兎 자세 Sashankasana · 82
고양이猫 자세 2 Majari-asana · 84
고양이猫 자세 3 Majari-asana · 86
호랑이虎 자세 Vyaghrasana · 88
낙타駱駝 자세 Ustrasana · 90
빗장鍵 자세 Parighasana · 92
비둘기鳩 자세 Kapotasana · 94
기지개 겨는 개狗의 자세 Adho-Mukha-Svanasana · 96
소 얼굴牛面의 자세 Gomukhasana · 97

상체를 앞으로 숙이는 자세 · 99

엎드린 거북이 자세 Kurmasana · 100
코브라 뱀 자세 Bhujangasana · 102
비튼 코브라 뱀 자세 Triyaka-Bhujangasana · 104
메뚜기 자세 2 Shalabhasana · 106
활弓 자세 1 Dhanurasana · 107
백조白鳥 자세 Hamsasana · 110

개구리 자세 Mandukasana · 112　　항문 수축 자세 Mulabandhasana · 113

척주 지지의 자세 Merudandasana · 114　　활쏘기 자세 1 Akarna-dhanurasana · 117

활쏘기 자세 2 Akarna-dhanurasana · 119　　조각배 자세 Naukasana · 121

묶은 다리橋脚자세 Setubandhasana · 123　　태아胎兒의 자세 Garbha-Pindasana · 124

바람빼기 자세 Pavanmuktasana · 125　　쟁기犁具 자세 Halasana · 126

한 다리 접은 전굴 자세 Janu-Shirshasana · 128

상체를 옆으로 기울인 자세 Pada-Prasar-Paschimottanasana · 129

척주 비틀기 자세 Vakrasana · 132　　상체 비틀어 엎드린 자세 Bhu-Namanasana · 134

반 비틀기 자세 Ardha-Matsyendrasana · 136　　상체 숙이기 2 Uttanasana · 138

한 다리 접고 서서 상체 숙이기 Ardha-Baddha-Paschimottanasana · 140

선 전굴 자세 Padahastasana · 142

뒤로 젖히는 자세 · 144

후굴 자세 Prishthasana · 145　　흔들리는 야자나무 자세 Tiryaka-Tadasana · 147

상체 돌리기 Triyaka-Kati-Cakrasana · 150　　두 번 구부린 자세 Dwikonasana · 152

머리로 중심잡기 Murdhasana · 154　　바람 내보내기 Vayu-Nishkasana · 156

현인賢人 바시스타의 자세 Vashishthasana · 158　　한 다리로 선 자세 Eka-Padsikandasana · 160

전사戰士의 자세 Vira-Bhadrasana · 163　　예각銳角의 자세 Parsva-Konasana · 165

몸을 거꾸로 세운 자세 · 167

역전逆轉의 자세 Viparita-Karani-Asana · 169　　손으로 지지된 물구나무서기 Salamba-Shirshasana · 173

죽은 사람死者의 자세 Savasana · 176

초급

감사의 글

초급 과정을 위한 요가
이 책의 특징과 구성
전통요가 참고 문헌

요가에 대한 소개
전통 요가에 대한 소개 | 실천 철학으로서의 요가 | 요가의 역사적 배경 | 요가의 정신적 배경 |
탄트라Tantra 요가 | 고전요가의 역사

요가의 현대적 의미
전통 요가의 현대적 의미 | 요가 자세 수행의 단계 | 요가의 실천법들Sadhanas

수행자를 위한 제언
요가 수행자를 위한 제언 | 요가 수련에 임하는 마음가짐 | 요가 자세 실행의 시간 | 요가 수행
을 위한 환경 | 음식조절 | 요가 수련 과정에서 유의할 점

초급 과정을 위한 자세

시력 향상을 위한 자세

시력에 관하여 유의할 점
얼굴에 손바닥 대기 | 눈 깜빡이기 | 눈동자 돌리기

쉬운 요가 자세
준비자세 Prarambhik-Sthiti | 발가락·발목 풀기 Padanguli-Naman | 발목 돌리기 Goolf-Ghoornan | 반 나비자세 Ardha-Titaliasana | 무릎 구부리고 펴기 Janu-Naman | 주먹 쥐기 Mushtika-Bandhana | 손목 풀기 Manibandha-Naman | 손목 회전 Manibandha-Cakra | 팔꿈치 이완법 Kehuni-Naman | 어깨 돌리기 Skandha-Cakra | 목 운동 Griva-Sanchalana | 소화기 계통에 영향을 주는 자세들 | 다리 올리기 Uttanpadasana | 다리 돌리기 Cakra-Padasana | 발 구르기 Pada-Sanchalanasana | 누워 다리 끌어안기 Supta-Pavanmuktasana | 앞뒤 좌우로 등 굴리기 Jhulana-Lurhakanasana | 기지개 켜기 Yastikasana | 비틀기 자세 | 누워 복부 비트는 자세 Supta-Udarakarshanasana | 전신 비틀기 Udarakarshanasana | 누워서 허리 비틀기 Jathara-Parivrttasana | 등 굴리기 자세 Druta-Halasana

초급 과정의 요가 자세 Asanas
방아깨비 자세 Nabhiasana | 줄 당기기 Rajju-Karshanasana | 역동적 척주 비틀기 Gatyatmak-Meru-Vakrasana | 맷돌 돌리기 Chakki-Chalanasana | 노 젓기 Nauka-Sanchalanasana | 장작 패기 Kashtha-Takshanasana | 경배 자세 Namaskarasana | 까마귀 걸음 Kawa-Chalasana | 원숭이 걷기 자세 Anjayasana | 복부 늘리기 Udarakarshan-asana | 한쪽으로 구부리고 엎드려 쉬는 자세 Matsya-Kridasana | 옆으로 기우는 자세 Parivritti-Janu-Shirshasana | 숨고르기 자세 Padadhirasana | 반 코브라 뱀 자세 Ardha-Bhujangasana | 뱀蛇 자세 Sarpasana | 반 메뚜기 자세 Ardha-Shalabhasana | 메뚜기 자세 1 Shalabhasana | 균형 자세 Santolanasana | 다리의 자세 Setu-Asana | 고양이猫 자세 1 Marjari-asana | 반 물구나무서기 Bhumi-Pada-Mastakasana | 상체 숙이기 1 Uttanasana | 야자나무 자세 Tadasana | 반원의 자세 Ardha-Cakrasana | 삼각형 자세 Trikonasana | 생명의 나무 자세 Vrikshasana | 엎드려 쉬는 자세 Advasana

찾아보기

감사의 글

상급 과정을 위한 요가

이 책의 특징과 구성
전통요가 참고 문헌

요가의 이론

요가의 이론 체계 | 요가 문화 | 하타–요가Hatha-yoga와 라자–요가Raja-yoga | 요가의 호흡과 자세의 수행을 통한 심신일체의 경험

명상瞑想 요가

명상 요가 | 명상의 자세 | 연꽃자세Padmasana의 변화

의식의 집중과 좌법坐法
편안한 자세 Sukhasana | 반 연화좌 Ardha-Padmasana | 연화좌蓮華坐 : Padmasana | 달인좌達人坐 : Siddhasana | 길상좌吉祥坐 : Swastikasana | 지복至福의 자세 Ananda-Madirasana | 영웅좌英雄坐 : Virasana | 거북이龜 자세 Kurmasana | 사자獅子 자세 Simhasana | 잠근 연꽃 자세 Baddha-Padmasana | 정신통일의 자세 Yogasana

상급 과정의 요가 자세Asanas

기를 통제하는 자세 │ 누운 금강金剛의 자세 Supta-Vajrasana │ 감춘 연꽃 자세 Gupta-Padmasana │ 세운 개구리 자세 Uttan-Mandukasana │ 그네 자세 Lolasana │ 수탉鷄 자세 Kukkutasana │ 물고기魚 자세 Matsyasana │ 등 펴기 자세 Paschimottanasana │ 반 연꽃 등 펴기 자세 Ardha-Padma-Paschimottanasana │ 수평저울 자세 Tolangulasana │ 왕 비둘기 자세 Raja-Kapotasana │ 마리차의 자세 Marichyasana │ 성자聖者 마첸드라 자세 Matsyendrasana │ 완전하게 일어선 코브라 뱀 자세 Puruna-Bhujangasana │ 메뚜기 자세 3 Shalabhasana │ 활弓 자세 2 Puruna-Dhanurasana │ 열정熱情의 자세 Ugrasana │ 수레바퀴輪자세 Cakrasana │ 균형의 자세 │ 위로 선 거북이자세 Uttankurmasana │ 까마귀鳥 자세 Kakasana │ 한 다리를 든 학의 집중자세 Eka-Pada-Baka-Dhyanasana │ 두루미鶴 자세 Bakasana │ 양팔로 지지된 자세 Dwi-Hasta-Bhujasana │ 서서 실행하는 자세 │ 인내忍耐의 자세 Utkatasana │ 비튼 삼각형 자세 Parivrtta-Trikonasana │ 휘돌리기回轉 자세 Dolasana │ 발끝으로 선 자세 Pada-Angushthasana │ 무릎 사이에 얼굴을 끼우는 자세 Utthita-Janu-Shirshasana │ 이마를 엄지발가락에 대는 자세 Shirsha-Angusthasana │ 어깨로 서는 자세 Sarvangasana │ 어깨로 선 연꽃 자세 Padma-Sarvangasana │ 무릎으로 귀를 막는 자세 Karnapidasana │ 전갈蝎 자세 Vrischikasana │ 공작孔雀 자세 Mayurasana │ 연꽃 공작孔雀의 자세 Padma-Mayurasana │ 원숭이 장군將軍의 자세 Hanumanasana │ 금욕자禁慾者의 자세 Brahmacharyasana │ 성자聖者 고락샤의 자세 Gorakshasana │ 현인賢人 가샤파 자세 Kashyapasana │ 현인賢人 비스와미트라 자세 Vishwamitrasana │ 8자 꼬기 자세 Astavakrasana │ 불사조不死鳥 자세 Garudasana │ 시바신의 춤 자세 Natarajasana │ 천마天馬 자세 Vatayanasana │ 조밀稠密한 자세 Samkatasana │ 한 다리 목뒤에 걸기 Eka-Pada-Sirasana │ 누워 두 발목을 목뒤로 걸기 Dwi-Pada-Kandharasana │ 물구나무서기 자세 Shirshasana │ 지지되지 않은 물구나무서기 자세 Niralamba-Shirshasana │ 연화좌의 물구나무서기 자세 Urdhwa-Padmasana │ 이완의 자세 │ 무한 뱀의 자세 Anantasana │ 악어鰐魚 자세 Makarasana

중급 과정을 위한 요가

요가Yoga의 길은 놀라움으로 가득한 연결된 여정이며
끝없는 인생길이다.
— 시바 수트라 Siva Sutra

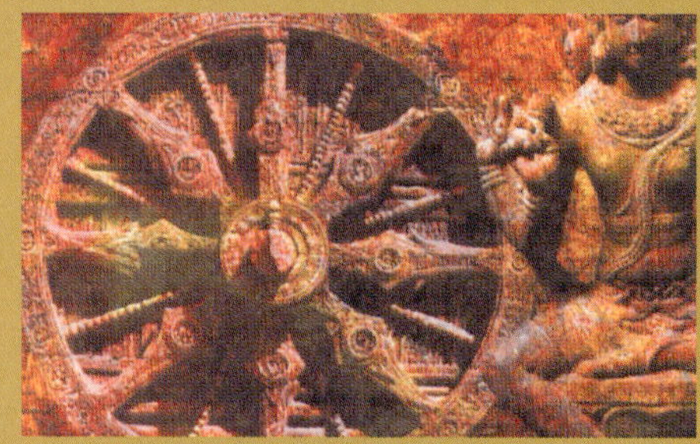

이 책의 특징과 구성

이 책은 전통요가의 흐름을 이어갈 한국의 요가 수행자들을 위한 교재의 필요성 때문에 출판하게 되었습니다. '요가란 이런 것이다' 라고 말할 수는 없겠으나, 근래에 대두된 요가에 대한 무성한 논의에 비해 실제로 그 깊이를 가늠할 수 있는 적절한 안내서가 부족합니다. 한편에서는 요가를 단순히 체력단련이나 신체관리의 방편으로만 여기는 경향도 있고, 다른 한편으로는 각자의 해석대로 의미를 부여하다 보니 오히려 본연의 뜻에서 멀어져 있는 경우도 많이 있습니다.

여러 가지 종교적 현상들이나 철학, 혹은 인간에 관한 고찰은 세계 어디서나 독특한 역사와 전통을 이어오고 있습니다. 그 중에서 종교성과 철학적 사상체계 그리고 실천방법까지 세세하게 제시하고 있는 '요가' 라는 분야는 오직 인도라는 땅에서만 탄생되어 이어져온 위대한 유산입니다. 모든 것들이 변화의 흐름에서 예외일 수 없듯이 요가도 시대적 환경에 따라 그 의미들이 달라질 수 있습니다. 다만, 요가의 여러 면면을 이해하고 받아들이자면 그 전통을 따르는 것이 목적과 방법의 혼란을 최소화하는 길일 것입니다. 이런 이유로 필자는 인도의 전통 요가를 표방하는 교육기관과 연구소 그리고 전문 요가지도자를 양성하는 단체들을 찾아가 그들이 지도하는 수련과정을 직접 체험해 보았습니다. 그 속에서 얻은 체험 자체를 그대로 전할 수는 없겠으나, 미력하나마 요가의 자세에 녹아 있는 전통의 맥脈을 전달하자는 것이 이 책을 내게 된 취지입니다.

　　전통 요가의 교전인 게란다 상히타Geranda-Samhita에는 "생물의 수효만큼이나 많은 아사나들이 있으며, 시바Siva신으로부터 전수된 것으로는 8만 4천 종의 아사나Asana들이 있다" 라고 적혀 있습니다. 이 모두를 다 습득할 수는 없겠고, 사실 아사나들의 수효를 다 안다는 것이 요가를 다 아는 것이라고도 말할 수는 없는 것이기에 우선

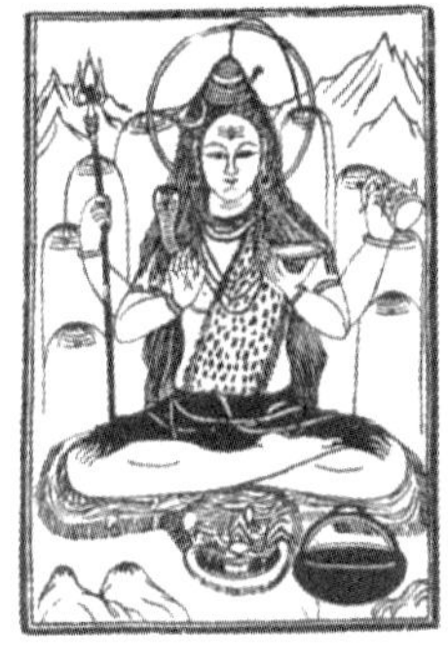

은 전통 교육기관에서 출판된 서적들과 교육자료 중에서 반복되어 소개되고, 명칭이 분명한 것들을 우선적으로 간추려 엮었습니다.

　　요가는 오랜 세월을 이어오는 동안 시대와 환경에 따라 특징적인 흐름을 이루어왔습니다. 그 결과 수행법들에도 조금씩 차이가 생기게 되었습니다. 요가자세도 예외는 아니어서 이름은 비슷한데 자세는 다른 경우가 있기도 하고, 자세는 같은데 이름이 다른 경우도 있습니다.

　　전통傳統이란 역사적 생명력이 과거를 통해서 현재에 의미를 주고 미래에도 이어지는 것이기에 요가에 대한 분명한 의미를 알고자 한다면 먼저 그 뿌리를 찾아보는 노력이 필요할 것입니다. 이러한 필요성 때문에 하타-요가Hatha-yoga 경전에서 설명하고 있는 자세들을 중심으로 전통적인 방법에 따라 수행하고 연구 지도하는 교육기관을 찾아보았습니다.

　　인도에는 큰 스승Guru들의 계보를 잇는 연구의 역사가 길고 그 정통성을 인정받고 있는 요가문화 종합대학들이 있습니다. 카이발야다마 요가대학Kaivalyadhama, S.M.Y.M Samiti, 비하르대학Bihar, School of Yoga, 비베카난다대학Vivekananda, Kendra Prakashan 등이 그러한 교육기관입니다. 이들 학교의 교재를 중심으로 참고하였고, 일반적인 요가안내서와 유럽에서 출간된 책들을 비교하고 분석하여 각 교재들에 실린 중복된 자세들을 선별하였습니다.

　　또한 전통 하타-요가Hatha-yoga 경전인 하타-프라디피카Hatha-pradipka, 시바-상히타Siva-samhita, 게란다-상히타Gheranda-samhita, 고락셔-샤타카

Goraksha-sataka 등에서 설명된 자세들을 간추려 수록하였는데, 이 책에서
는 편의상 약자로 (H.P), (S.S), (G.S), (G) 등으로 해당 자세에 표기하였습
니다.

요가에는 자세Asanas만 있는 것이 아니라, 몸을 정화하는 방법Kriyas을
비롯하여 호흡에 의해 기운을 고르고 통제하는 능력Pranayamas, 기관을
제어하는 수축법Bandhas 및 집중된 의식의 표현인 결인법Mudras 등이 있
습니다. 이런 행법들은 요가 자세 수련과 함께 병행할 수도 있지만, 고
대에서부터 이어온 인도의 전통요가에서는 먼저 자세가 몸에 익숙해진
후에 실행할 것을 권고합니다. 이런 이유로 이 책에서는 자세Asanas만을
엮었습니다. 좀 더 전문적인 지도가 필요한 정화와 호흡법, 수축 및 결
인법 등은 기회가 되면 따로 엮어 출간할 것입니다.

이 책은 각 자세의 이름과 실행 방법을 정확하게 표현하는 것을 원칙
으로 삼았고, 독자들이 쉽게 이해하고 따라할 수 있도록 자세의 진행순
서와 완성된 자세를 사진으로 제시하였습니다. 또 자세를 실행할 때의
유의점과 그 결과로 나타나는 육체적 · 정신적 효과를 전통 요가 교재에
근거하여 기술하였습니다.

요가 자세는 남녀노소 누구나 할 수 있지만 무엇보다도 지속적으로
수행하려는 자기관리가 필요합니다. 지속적인 요가 자세 수행은 부족한
운동량과 긴장된 생활로 인해 경직된 몸과 정신적 스트레스를 스스로
풀 수 있도록 해줍니다. 그러나 몸이 유연하지 못한 경우에는 어려운 요
가 자세가 오히려 몸에 고통을 줄 수 있기 때문에 단계적으로 접근하는
것이 바람직합니다. 요가 자세 수련 과정을 세 단계(초급 · 중급 · 상급)로
나눈 것은 이런 이유에서입니다.

요가는 심신의 건강을 증진시킬 뿐 아니라 원만한 인격 형성에도 지

대한 영향을 주고 있어 전 세계적으로 주목받고 있습니다. 또한 특별한 장비나 넓은 공간을 필요로 하지 않기 때문에 언제 어디서나 마음만 준비된다면 가능합니다.

현재 주목받고 있는 하타-요가Hatha-yoga는 몸을 건강하게 유지시킬 뿐만 아니라 마음을 깨어 있게 하고 정서적인 면에서도 균형을 갖게 하여 정신을 성숙시키는 토양이 됩니다. 이 책은 하타-요가를 익히도록 하는 데 중점을 두고 있습니다.

이 책은 범어梵語 : Sanskrit로 이름 붙여진 자세들의 정확한 의미와 명칭에 관하여 범어사전을 통해 확인하며 편집되어 세 권의 책으로 나누어집니다. 일반인부터 전문적으로 요가를 지도하는 이들과 상급과정의 수련을 하고자 하는 이들을 위한 안내서가 되어 요가 자세에 대한 의문과 갈증을 해소하고 체계적인 요가 수련에 도움이 되기를 기원합니다.

2007. 2

배해수

전통 요가 참고 문헌

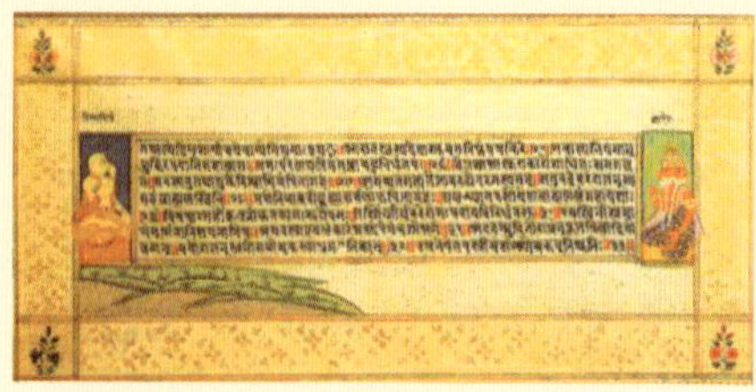

- Hathapradipika – (Swami Svatmarama) – Kaivalyadhama, S.M.Y.M Samiti, Lonavla
- Gheranda Samhita – Kaivalyadhama, S.M.Y.M Samiti, Lonavla
- Asanas – (Sawami Kuvalayanand) – Kaivalyadhama, S.M.Y.M Samiti, Lonavla
- Asana Pranayama Mudra Bandha – (Swami Satyananda Saraswati) – Bihar School of Yoga, Munger
- Yoga and kriya – (Swami Satyananda Saraswati) – Bihar School of Yoga, Munger
- Asana why and how – (O.P Tiwari) – Kaivalyadhama, S.M.Y.M Samiti, Lonavla
- Yoga – (Vivekananda Kendra Prakashan) – Rathna offset printers, Chennai
- Encyclopaedia of traditional Asanas – (Dr. M.L. Gharote) – The Lonavla Yoga Institute, Lonavla
- Yogic techhiques – (Dr. M.L Gharote) – The Lonavla Yoga Institute, Lonavla
- Yogasanas for classes – (Prakash P. Singh) – National council of Educational Research, New Delhi
- Yogic practices – (Sadashiv Nimalkar) – Yoga Vidya Niketan, Bombay
- Traditional way of Yoga – (Dr. Nitin Unkule) – Kaivalya yoga Institute, Pune
- Yoga for better health – (Acharya Bhagwan Dev) – Diamond pocket books, New Delhi
- Yoga – (Dr. P.D Sharma) – Dhanal brothers distributors, Mumbai
- Yoga postures for higher awareness – (Sawami Kriyananda) – Universal book stall, New Delhi
- Complete Yoga Book – (James Hewitt) – Century Hutchinson, England
- Cyclopedia Yoga – (Dr. Jayadeva Yogendra) – the yoga institute, Bombay
- Mental Health & Peace of Mind – (Dr. S.D Vinod) – Shanti Mandir, Pune
- The Tradition Yoga – (Georg Feuerstein) – Motilal banarsidass publishers private limited, Delhi
- Yogic & Nature cure treatment – (Naresh Kumar Brahmachari) – Central council for research in Yoga and Naturopathy

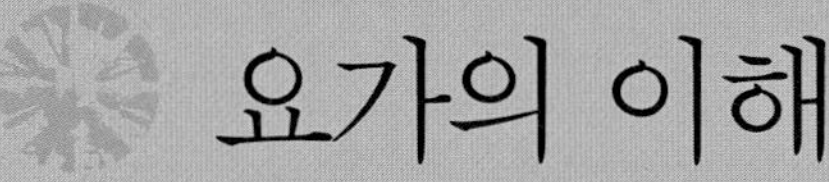

요가의 이해

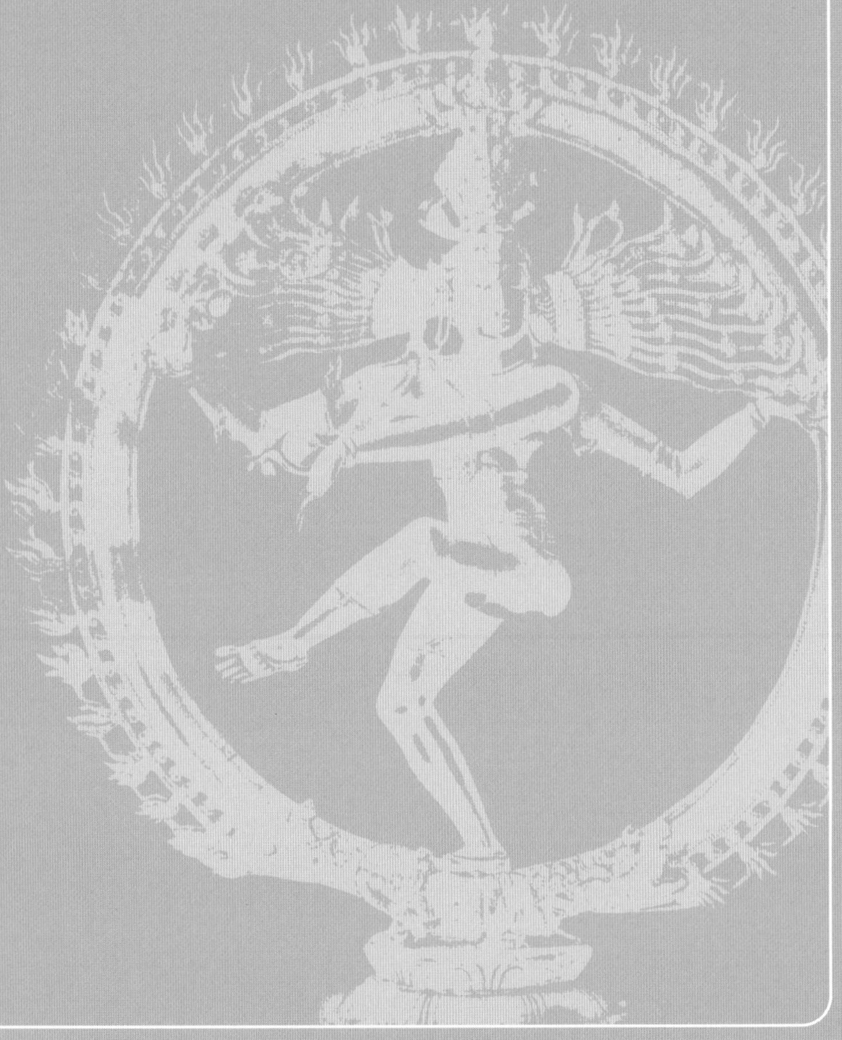

요가 자세의 이해

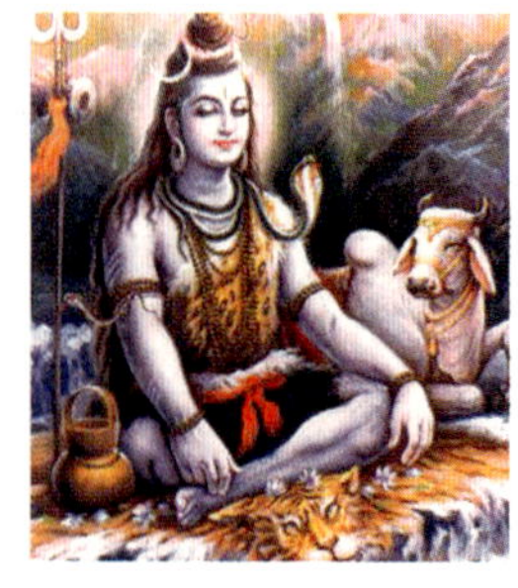

"요가의 자세는 안정적이며 쾌적해야 한다Sthiram-sukham-asanam"(P.Y.S 2:16)

파탄잘리Patanjali가 그의 요가경Yoga-sutra에서 간결하게 요약한 요가자세에 대한 정의입니다. 이는 요가 자세를 수행하는 것이 단순히 신체를 단련하기 위한 것만이 아니라 육체적 안녕과 아울러 정신적으로도 평온한 상태를 포함하는 것이기 때문입니다. 움직임 없이 고요한 상태에서 침묵의 차원으로 향하는 명상을 위하여 고안된 방편들이 요가자세인 것입니다.

하타-요가Hatha-yoga에서는 요가 자세Asana에 좀 더 많은 의미를 부여하여 신체의 모든 부위를 고르게 활용함으로써 심신의 균형을 찾고자 하였습니다. '하Ha'는 태양을, '타Tha'는 달을 의미하고 '요가Yoga'란 결합을 의미하니, 하타-요가란 곧 태양과 달로 상징되는 음양陰陽의 기운을 조화롭게 결합시키는 방법이라고 할 수 있습니다. 요가의 생리학에서 이 기운들은 인체 내부의 중요한 기의 통로인 핑갈라-나디Pingala-nadi와 이다-나디Ida-nadi를 통해서 내부로 흐른다고 설명합니다.

하타-요가의 궁극적인 목표는 바로 대극성을 이루는 이 두 힘의 합일을 통해 척주 중앙의 수슘나-나디Sushumna-nadi를 열고, 이를 따라 기저부에 잠들어 있는 쿤달리니-샥티Kundalini-sakti를 깨워 상승시키는 것입니다. 이 요가 행법은 육체에 흐르는 중요한 통로에 의식을 집중하고 기운Prana을 조절하여 영적 각성에 다다르기 위한 수행이라고 할 수 있습니다.

질병으로부터의 자유

　　무리한 노동이나 영양부족, 외부로부터의 감염 등 질병을 일으키는 요인들은 많지만, 요가에서는 무엇보다도 심신의 불균형을 더 큰 원인으로 꼽습니다. 마음의 불안과 혼란이 불규칙한 호흡을 만들고, 이러한 호흡이 기운의 흐름을 무질서하게 만들어 신체의 생리기능을 방해함으로써 질병으로 나타난다고 해석합니다.

　　무엇보다 중요한 것은 자신의 감정 상태를 파악하는 것입니다. 마음의 안정을 깨는 요인이 무엇인지 스스로를 돌아보는 동안 생활 전반에 걸친 잘못된 습관이나 자기 변화의 흐름을 깨닫게 됩니다. 이 과정은 타인의 시선과는 관계없는 자기 내면과의 자연스런 대화입니다. 자연自然이 있는 그대로의 것을 뜻한다면 억압과 불안에서 벗어나고자 하는 모든 요가적 시도는 스스로 그러한 모습을 회복하기 위한 노력이라고 할 것입니다.

　　바다에 떠 있는 빙산은 극히 일부만이 수면 위로 드러나 있습니다. 빙산의 큰 체적이 밖으로 드러나지 않고 꼭대기만 보이는 것처럼 '나' 라는 존재도 육체만이 외부로 드러나 있을 뿐입니다. 이성을 가진 누구나 육

"자세Asana는 심신을 건강하게 하고 질병으로부터의 자유와 쾌적함을 준다." — Hathayoga-pradipika 1:17

체만이 자신의 전부라고 생각하지는 않을 것입니다. 수면 위로 굴절되어 비치는 모습에 막연히 두려움을 가지고 그 나머지가 무엇인지 찾아보려 하지 않는다면, 우리는 그 거대한 존재의 본성을 끝내 알지 못하게 될 것입니다. 요가는 자기 존재의 본성을 알고 부분이 아닌 전체를 찾는 작업입니다. 또한 밖으로 드러난 개성 이외의 숨겨진 감성과 정신의 영역을 스스로 찾는 생활의 양식糧食이자 건강함을 얻는 총체적인 자기 관리 체계입니다.

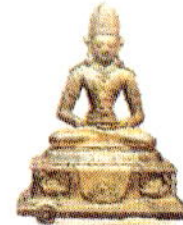

무엇을 보고 무엇을 듣고 또 무슨 생각을 하느냐에 따라
영혼은 그가 행한 그 행위에 알맞은 갖가지 육체와 환경을 받아 태어나게 된다.
지금 현재 그대 영혼의 질은 미래의 육체를 결정한다.
세속적인 육체와 영적인 육체, 또는 무거운 육체와 가벼운 육체 등 지금 무엇을 생각하고
또 어떤 행위를 하고 있느냐에 따라 그는 생生을 거듭하면서 자유로워질 수도 있고 또 구속될 수도 있다.
— 스베타스바타라 우파니샤드 Svetasvatara Upanishad

자신의 육체적 결함을 발견하였다면, 그것을 해소할 수 있는 방법을 찾아야 합니다. 적어도 요가에서는 스스로 문제를 풀어가는 해결 방법을 제시합니다. 그것은 요가 자세의 실천입니다. 특별한 자세가 어떤 특정한 신체 부위에 큰 영향을 주어 효과와 개선을 가져올 수 있습니다. 그러나 오랜 기간에 걸쳐서 습관화된 몸의 치우침과 경화硬化를 단숨에 바로 잡으려 하면 오히려 역효과가 일어나 전체적인 균형을 되찾기 어렵게 됩니다. 요가를 자가 치료의 방편이나 비만관리 요법으로만 인식하는 것은 본질적 의미를 벗어난 단편적인 이해에 불과합니다.

요가 자세는 평온한 숨결과 흔들림 없는 의지를 갖게 하여 더 높은 차원으로 의식을 고양시키는 유용한 도구입니다. 삶에서 부딪히는 수많은 관계와 혼란스러움을 극복하고 육체와 의식을 통합하여 발전을 실현하는 자기 진화과정인 것입니다. 모든 신체적 단련은 익숙해지기까지 고통이 따릅니다. 그렇다고 해서 쉽게 포기한다면 진정한 자기 이해와 관

리의 목표에 다가설 수 없습니다. 몸은 개인이 살아온 역사를 거짓 없이 드러내줍니다. 굳어 있는 몸 상태로부터 부드럽게 하는 데는 고통이 뒤따르지만, 이 단계를 극복하여 긴장으로부터 벗어나면 살아오는 동안 잃었던 것을 되찾는 것과 같은 충만함을 얻을 수 있습니다. 급하게 하루 아침에 변하겠다는 태도는 요가 수련에 있어 아무런 도움이 되지 못합니다. 느릿하고 여유롭게 자신의 육체를 자각하고 마음의 긴장을 해소하고 있다면, 그는 이미 요가 수행자라 할 것입니다.

요가수행에 있어 두려움과 고통, 어떠한 정신적 물리적 방해요소 등이 있을 경우에도
숙련된 요가 수행자는 지고至高의 가르침에 따라
자신의 능력에 맞게 끊임없는 열의熱意로써 모든 장애요소들을 넘어서야 한다.
— 하타요가-프라디피카 Hathayoga-pradipika 5/24

전통요가 경전들은 인간으로 태어나 존재하고 돌아가는 윤회의 수레바퀴에서 벗어나 완전한 영적 자유를 얻기 위한 84,000가지의 요가자세에 대하여 말하고 있습니다. 시간의 흐름에 따라 많은 요가 수행자들과 성자들이 중요한 자세들을 100여 가지로 선별하여 정리하였고, 다시 현대적 삶에 맞추어 반복 수행이 가능한 84가지 요가 자세들로 간추려 설명하고 있습니다.

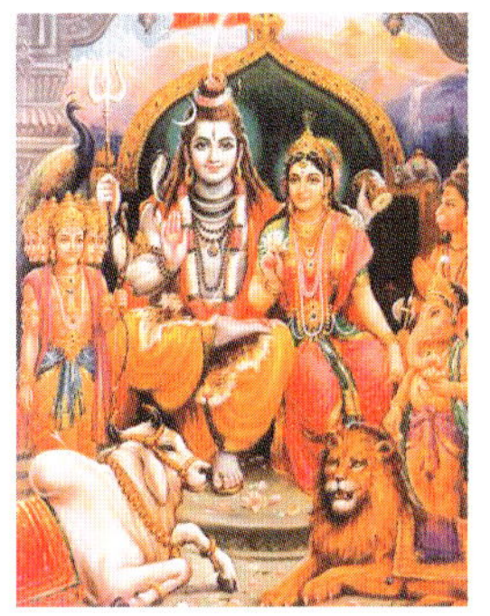

생물의 수효만큼이나 많은 아사나Asanas들이 있으며,
시바Siva신으로부터 전수된 8만 4천 종의 아사나들이 있다.
— 게란다-상히타 Gheranda-Samhita : 2-1

8만 4천 가지에 달하는 인간의 움직임 중에서
시바Siva신은 84개의 아사나Asanas를 제시提示하셨다.
— 고락셔-샤타카 Goraksa-sataka : 6

시바Siva 신神께서 84가지의 자세들을 설명하셨다.
나는 그 중에서 가장 중요한 네 가지 자세들을 설명할 것이다.
— 하타프라디피카 Hathapradipika : 1-33

요가 자세의 기원

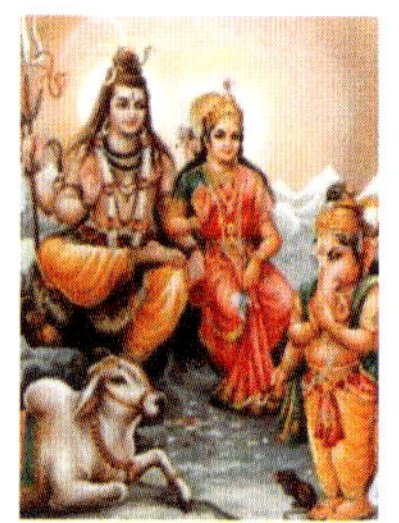

　대부분의 요가 자세들이 동물이나 식물, 또는 사물의 모습이나 습성을 반영하고 있습니다. 인간이 아닌 다른 존재들을 모방한다는 것은 이들의 존재조건 자체를 모방하는 것이라고도 할 수 있습니다. 요가는 이런 의미에서 인간으로서의 존재조건을 거부하는 것과도 같습니다. 의식의 급류에 자신을 맡기기를 거부하고 오히려 부동의 자세Asana 속에 의식을 가둠으로써 안정을 깨뜨리는 원인들로부터 한 발짝 물러나는 것입니다. 이러한 거부를 통해 요가 수행자는 인간적인 조건의 한계를 인식하게 됩니다. 한 마리의 거북이가, 한 그루의 야자나무가, 또는 빗장이나 수평저울이 되어보는 것은 만물의 영장이면서 다른 한편으로는 만가지 고통의 원인이기도 한 인간의 육체를 벗어나려는 시도라고 볼 수 있습니다.

　신체적인 면에서도 이런 모방은 특별한 의미를 지닙니다. 예를 들어, 사지四肢에 고르게 체중을 분산시켜 균형을 유지하는 동물들의 몸짓은 유연하고 생기가 가득합니다. 이와는 달리 직립하여 살아가는 인간은 두 손의 자유와 넓은 시야를 얻은 대신 몸 전체의 균형은 잃게 되었습니다. 두 다리는 온 몸의 무게를 지탱하느라 허약해져 가고, 층층이 쌓여 중력을 감당해야 하는 척추는 짓눌리고 경직되어 심각한 문제를 야기시킵니다. 중력으로 인해 아래로 늘어진 내부의 기관들이나 힘겹게 몸을 거슬러 올라가야 하는 혈액의 흐름 등 결코 자연스럽다고는 볼 수 없는 조건들 속에서 우리는 생활하고 있는 것입니다.

　　따라서 인간 아닌 다른 존재들의 몸짓을 이해하고 이를 모방해보는 것은 직립으로 인해 부자연스럽게 된 몸을 자연 상태로 되돌리는 행위라고 볼 수 있습니다. 이를 통해 근육과 관절, 내부 기관들과 내분비계의 기능들을 조율하고, 자연과의 교감을 통해 육체와 정신의 통합을 성취하기 위한 노력들이 바로 요가자세입니다.

요가 자세의 실천

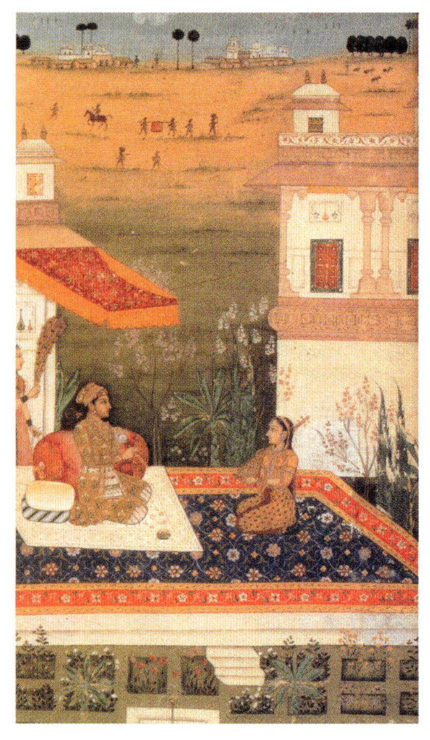

일상생활에서 많은 사람들이 적절하지 못한 자세로 오랜 시간을 지냅니다. 이로 인하여 발생하는 육체적인 불균형과 심리적, 정서적인 긴장상태 등은 기운의 자연스런 흐름을 저해하거나 아주 막히게 하는 결과를 가져오기도 합니다. 이렇게 자연스런 흐름을 저해하는 요인들이 장기간 누적되면 육체의 기능이 떨어지고 각 기관들이 긴장한 결과 온 몸에 혈액이 미치지 못하게 되어 질병이 생길 수도 있습니다. 중단 없는 매일의 요가 수행은 기운의 흐름을 방해하는 요인들을 제거함으로써 육체와 정신이 조화를 이루게 하여 건강을 되찾게 합니다.

요가 자세는 많이 아는 것보다는 정확하게 자세를 실천하는 것이 중요합니다. 동작 하나하나가 지니는 의미들을 이해하며 정확한 자세를 실행하는 과정에서 몸과 마음은 편안해지고, 내분비계 및 소화기계가 자율신경에 의해 적절하게 조율될 것입니다. 또한 자세가 점차 깊어지고 고른 숨을 통하여 정신적으로 안정을 이루어감에 따라 자기 존재의 정체성을 찾을 수 있을 것입니다.

자세의 완성뿐만 아니라 휴식도 꼭 필요한 과정입니다. 긴장의 해소는 요가자세 수행에 있어 일차적인 목표가 되어야 합니다. 모든 자세의 실행 과정마다 휴지休止의 시간을 두어 눈을 감고 그 느낌을 살피면서 충분한 이완이 이루어질 수 있도록 해야 합니다. 이는 전신으로 생기가 고르게 퍼지게 함과 동시에 마음까지 편안하게 해줍니다. 따라서 휴식은 자세의 실천만큼이나 중요하며 결코 간과해서는 안 될 중요한 부분으로, 쉬지 않고 자세만을 무리하게 반복하는 것은 적절한 요가 수행이라고 할 수 없습니다.

요가는 육체의 수련을 통해 긴장을 해소하고 기운을 통제하여 깊은 명상을 함으로써 마침내 지고한 초월의식의 단계로 나아가기 위한 수행 체계입니다. 따라서 요가의 자세들은 신체의 특정 부위만을 강화하거나 견디기 힘든 고통을 극복하는 것이 아니라 심신의 균형과 조화를 이루기 위한 것으로 이해하여 자연스럽게 이루어지도록 해야 합니다. 다만 어느 정도의 목표를 설정하여 점진적으로 신체적 조건을 향상시키려 하는 기본적인 의지는 필요합니다. 요가가 정신의 단련과 불가분의 관계를 맺는 것도 바로 이런 이유에서입니다. 일체의 노력이 필요하지 않은 단계에 도달했을 때, 비로소 자세는 자연스럽게 완성됩니다.

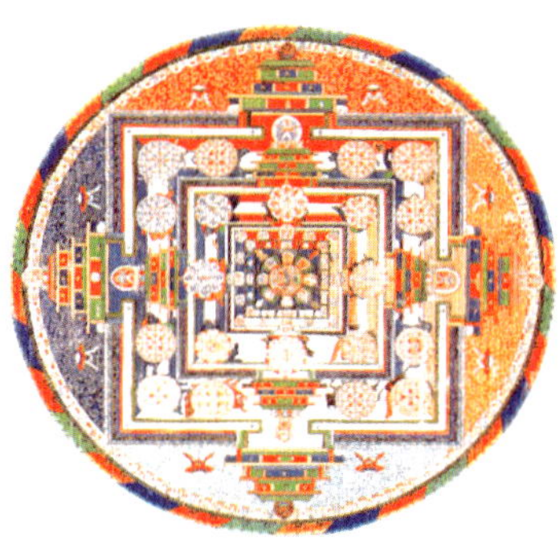

성취Siddhi를 얻기 위한 첫째 조건은 요가 수행의 결실結實에 대한 신념信念이다. 둘째는 요가수행에 대해서 확고한 신뢰를 가지는 것과, 셋째는 스승을 공양供養할 것, 넷째는 평정심을 유지하고, 다섯째는 육체의 감각기관을 제어制御하며, 여섯째 절식節食 : Mitahara이 요가 수행의 전제 조건이다.
수행자는 요가의 가르침에 따라서 성취를 이룬 스승Guru이 지도하는 방식에 따라 부동의 결의結義를 가지고 수행해야 한다.
— 시바-상히타 Siva-samhita 1/19~21

반대 자세와 유의 할 점

　　중급과 상급과정에서는 뒤로 젖히고 앞으로 숙이며 좌우로 기울이는 등 몸의 움직임이 큰 일련의 반대 자세들이 실행됩니다. 이러한 반대 자세들은 몸이 어느 한 방향으로 치우침 없이 균형을 이루도록 하기 위함입니다. 그러나 신체적으로 결함이 있거나 그와 관련된 치료를 목적으로 하는 경우에는 반드시 반대 방향의 동작들을 하지 않아도 됩니다. 서로 반대되는 각각의 자세들은 이 책에서 설명하는 전통적인 자세들을 참고하여 완전히 이해하고 실행하기를 바랍니다.

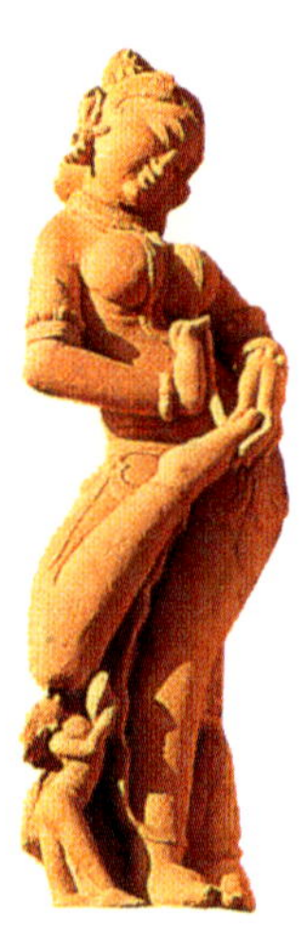

휴식과 이완의 필요성

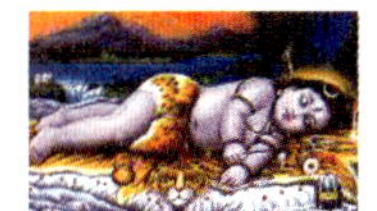

　요가 자세를 하기 전과 이후에는 휴식이 있어야 합니다. 시작 전의 고요한 휴식은 마음과 육체가 긴장되지 않은 상태에서 자세에 더 깊이 몰입할 수 있도록 해줍니다. 자세를 취한 이후에도 기운이 통제되지 않거나 예측하지 못하는 방향으로 흐르지 않도록 느릿하게 완성된 자세를 풀고 완전한 이완의 자세인 사바사나Savasana로 충분한 휴식을 가져야 합니다.

　적당한 휴식은 1~5분 사이가 좋겠으나 개인의 특성을 고려하여, 이전에 취한 자세에 대한 느낌이 사라지는 정도 또는 호흡이 자연스럽게 이루어지게 되는 정도가 좋습니다.

　사바사나는 요가 자세의 수행에서 오는 정신적·육체적 피로를 해소하기 위한 매우 중요한 자세이기 때문에 특히 강한 자극이나 긴장된 자세의 완성 후에는 이 완전한 이완의 자세가 필수적입니다.

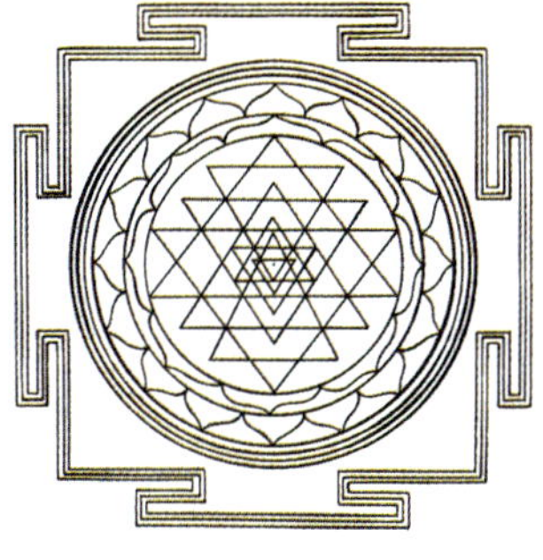

창조의 전 과정이 펼쳐져 나오게 되는 배경에는 모든 사건을 잠재적으로 내포하고 있는, 내재해 있는 힘에 전율하고 있는, 스스로의 생명력으로 고동치고 있는 근원물질이 있다. 이 근원물질은 새로운 긴장과 열로 소용돌이치며 창조의 충동을 자극하여 마음의 본원, 신비의 원리로서 작용할 의지가 생겨나게 된다.
그리고 곧 이어서 실제로 눈에 보여 지는 형태를 취하고서 창조의 전 과정이 전개되어 나온다.

— 리그 베다 Rig Veda

인간의 몸 속에는 7만 2천 개의 기도氣道가 있다.

이 중에서 수슘나Sushumna 기도氣道 만이 요기Yogi에게 근원根源이 되는 힘Sambhu을 보유하게 한다.

그 이외의 기도氣道는 정신적 발전에 유용하지 않다.

수행자가 기氣를 통제하여 소화의 불火 : Samana-vayu을 일으킨다면

어렵지 않게 쿤달리니Kundalini를 수슘나Sushumna 기도氣道속으로 들어가게 할 수 있다.

그리하여 기氣 : Prana가 수슘나Sushumna의 기도氣道에 들 때만이 삼매의 심경心境 : Manonmani에 이른다.

그렇지 않았을 때 다른 종류의 수련을 하는 것은 요가수행자에게 피로를 가져올 뿐이다.

기氣 : Prana를 다스리는 것은 의식意識을 통제하는 것이고, 의식을 통제하는 것은 기를 다스리는 것이다.

하타요가-프라디피카 Hathayoga-pradipika 4/18~21

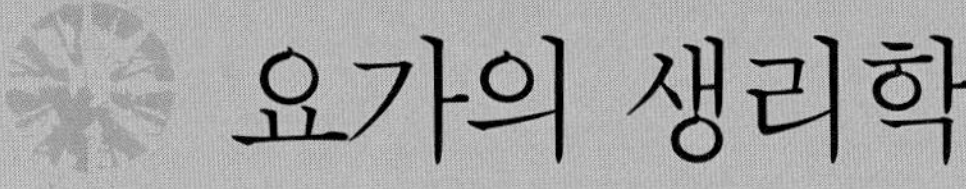

요가의 생리학

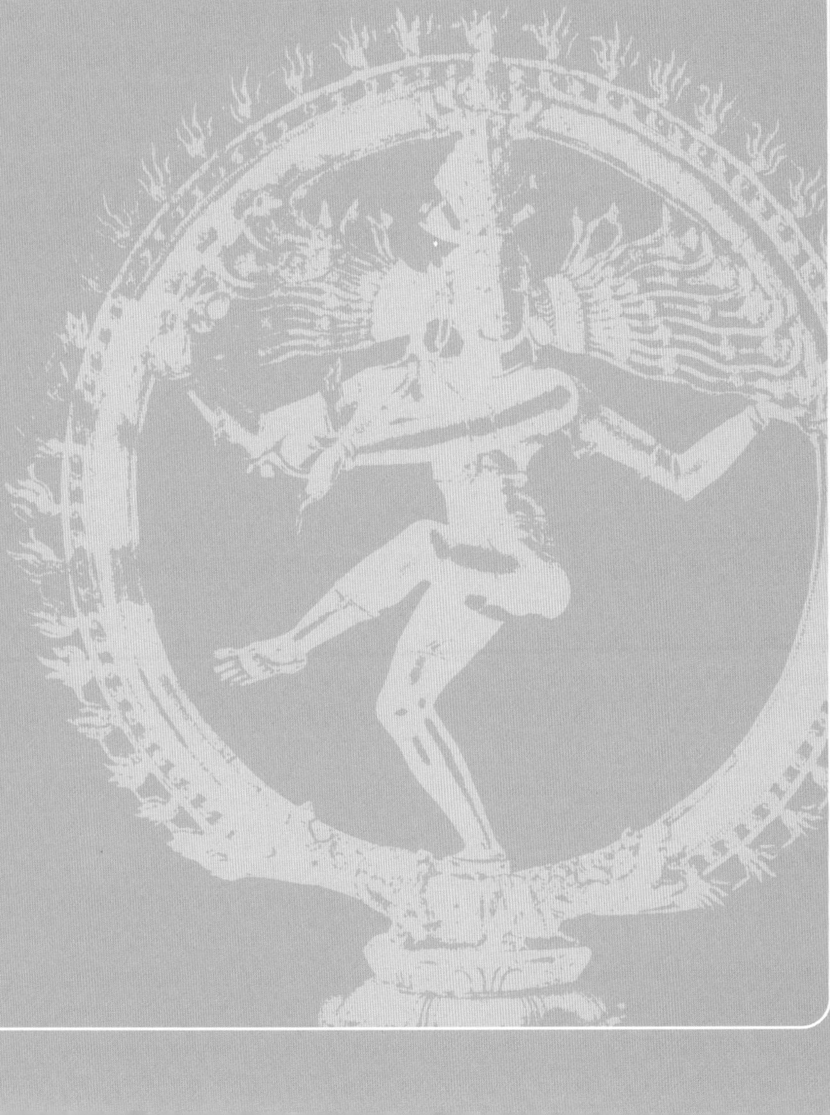

나디Nadi

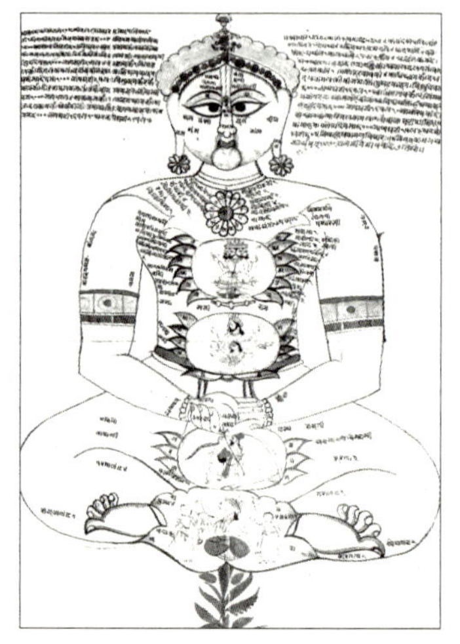

　요가에서 말하는 육체에 대한 통제란 비단 자세Asanas를 취하는 것에만 한정되는 것이 아니라 보이지 않는 내부기관들에 대한 제어까지도 포함하는 것입니다. 이를 반다Bandhas라고 하는데, 소위 결절結節 : Granthis이라고 불리는 기운의 매듭들을 해소하는 방편으로서 중요한 세 가지 수축법收縮法을 이릅니다. 목을 수축하여 폐와 기관지 그리고 심장의 혈액순환과 관련하여 강한 압력을 만드는 행법인 잘란다라–반다Jalandhara-bandha, 복부를 수축하여 소화기계 전반의 맺힘을 해소하려는 시도인 우디야나–반다Uddiyana-bandha, 그리고 항문을 강하게 수축함으로써 생식과 배설에 관련된 원초적인 기운Kundalini을 깨우기 위한 물라–반다Mula-bandha가 그것입니다.

　반다Bandha는 인체 내부에 흐르는 기운Prana들이 특정한 통로를 따라 흐를 수 있도록 재분배하는 방법이라고 할 수 있습니다. 이 기운이 흐르는 통로를 요가 생리학에서는 나디Nadi라고 부르는데, 고전 요가경전에서는 72,000개의 나디들에 관해 언급하고 있습니다. 그 중에서도 이다Ida와 핑갈라Pingala, 수슘나Sushumna 3개의 나디가 특별히 중요하게 설명됩니다. 살아 있는 생명체에게만 적용되는 이 기운들은 인간의 진화와 깊은 관련을 맺습니다. 동양의 우주관인 음양陰陽 원리와도 상통하는 이다와 핑갈라로 기운이 유입되어 순환하는 과정은 생명의 시작을 이해하는 것이라고도 볼 수 있습니다.

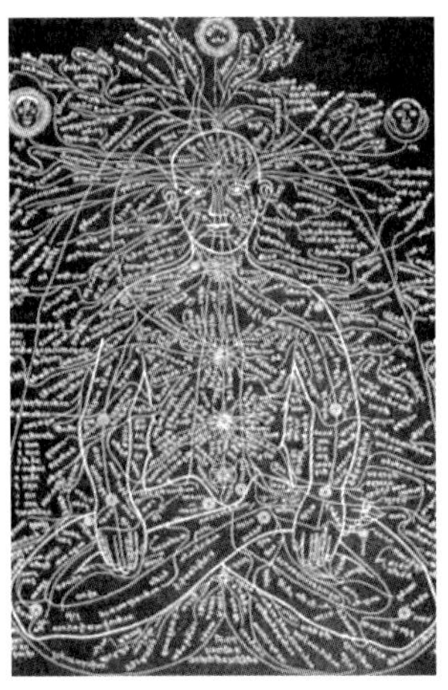

인간의 몸 속에는 7만 2천 개의 기도氣道 : Nadi가 있다. 이 중에서 수슘나Sushumna 기도만이 요기Yogi에게 근원이 되는 힘Sambhu을 보유하게 한다. 그 이외의 기도는 정신적 발전에 유용하지 않다.

수행자가 기氣 : Prana를 통제하여 소화의 불火 : Samana-vayu을 일으킨다면 어렵지 않게 쿤달리니Kundalini를 수슘나 기도 속으로 들어가게 할 수 있다.

그리하여 기가 수슘나의 기도에 들 때만이 삼매의 심경心境 : Manonmani에 이른다. 그렇지 않았을 때 다른 종류의 수련을 하는 것은 요가수행자에게 피로를 가져올 뿐이다. 기를 다스리는 것은 의식을 통제하는 것이고, 의식을 통제하는 것은 기를 다스리는 것이다.

— 하타요가 프라디피카 Hathayoga-pradipika 4/18~21

이다-나디Ida-nadi는 척주의 왼쪽 방향으로 흐르는 기운의 통로로 음의 기운을 실어 나르고, 핑갈라-나디Pingala-nadi는 오른쪽으로 흐르는 양의 기운의 통로이며, 수슘나-나디Sushumna-nadi는 척주의 숨골을 타고 중앙으로 흐르는 영적 기운인 쿤달리니Kundalini의 통로입니다. 반다의 수축법들은 궁극적으로 수슘나-나디를 열어 쿤달리니의 상승을 목표로 하는 것입니다. 원초적인 기운이 여러 가지 요가 체위Asanas와 수축법Bandhas에 의해 깨어나게 되면 기운은 결절結節들을 풀어헤치고 각각의 차크라Cakras들을 통과하여 수슘나를 따라 상승할 수 있게 됩니다. 호흡을 통해 양쪽의 콧구멍으로 들어온 기운은 요가 수행자의 노력에 의해서 각각의 기운 저장소들을 교차하듯 통과하면서 미저골尾骶骨에서부터 미간에 위치한 아즈나-차크라Ajna-cakra까지 순환합니다. 이 기운들이 균형을 이룰 때 원초적 기운인 쿤달리니는 중앙의 통로를 타고 상승하는 것입니다. 앞서 언급하였듯이 하타-요가Hatha-yoga는 바로 이 기운의 상승을 통해 육체와 정신을 하나로 연결하는 것을 목표로 합니다.

요가 생리학적으로 볼 때 왼쪽 콧구멍을 통해 흐르는 음기陰氣의 통로인 이다Ida는 부교감 신경계와, 오른쪽 콧구멍을 통해 흐르는 양기陽氣

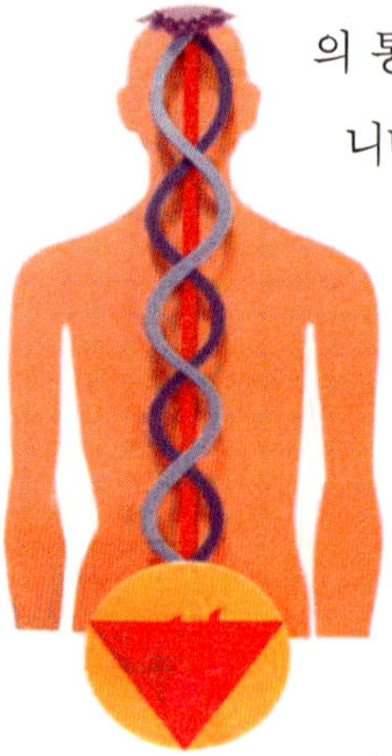

의 통로인 핑갈라Pingala는 교감 신경계와 연관되어 있습니다. 활동이 많은 낮에는 생명의 기운이 주로 오른쪽의 핑갈라Pingala로 흐르고, 저녁의 수면상태에서는 왼쪽의 이다로 기운이 통과합니다. 요가 수행자가 핑갈라로 흐르는 양기의 흐름을 제어하면 심장 박동과 대사 작용을 촉진시키고, 시각과 청각 기능을 높일 수 있습니다. 반대로 음의 기운의 통로인 이다로 기운을 유도하면 신진대사를 느리게 제어 할 수 있습니다. 따라서 이 두 기운을 통제한다는 것은 교감 신경과 부교감 신경의 길항작용拮抗作用을 적절히 조절하는 것을 의미하는 것이기도 합니다.

살아 있는 동안 숨은 양쪽 콧구멍을 번갈아가며 쉼 없이 이어져야 합니다. 계속하여 한쪽으로만 숨이 드나드는 것은 정상적인 호흡이라 볼 수 없습니다. 1시간 이상 한쪽으로만 지속되는 경우는 신체적 균형이 무너져 질병을 일으킬 상황이거나 또는 이미 질병이 진행되고 있는 경우라고도 볼 수 있습니다. 생명력을 상징하는 핑갈라의 기운은 오른쪽으로, 정신력을 상징하는 이다의 기운은 왼쪽으로 흘러 이 두 기운이 조화롭게 들고 나옴에 따라 몸과 정신이 모두 건강해질 수 있습니다. 그러나 활동에 비해 긴장을 해소할 여유가 부족한 현대사회에서의 생활은 양쪽의 비율을 맞추기 어렵습니다. 이러한 불균형 상태가 지속되면 신체와 정신의 조화는 무너지게 되는 것입니다.

요가 수행에서는 긴장과 이완의 반복을 통하여 또는 특정한 호흡 수련Pranayama을 통하여 기운의 조화로움을 획득하고자 합니다. 기운의 조화가 깨진 상태에서의 명상은 깊은 내면의 세계를 경험할 수 없게 만듭니다. 개인마다 요가수련의 목적을 신체의 단련이나 마음의 안정 등 각기 다른 것에 둘 수는 있습니다. 그러나 요가수련의 궁극적인 목적이 명상을 통한 내면의 성찰임을 매순간마다 기억해야 할 것입니다.

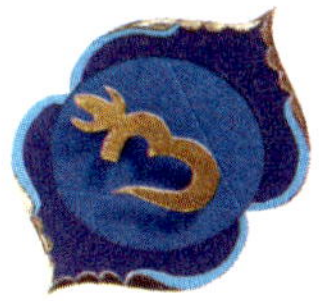

그는 결코 볼 수 없다.
왜냐하면 그는 〈보는 자〉이기 때문이다.
그는 결코 들을 수 없다.
왜냐하면 그는 〈듣는 자〉이기 때문이다.
그는 결코 생각할 수 없다.
왜냐하면 그는 〈생각하는 자〉이기 때문이다.
그는 결코 알 수 없다.
왜냐하면 그는 〈아는 자〉이기 때문이다.
— 브리하드-아란야카 우파니샤드 Brihad-aranyaka Upanishad

차크라Cakra

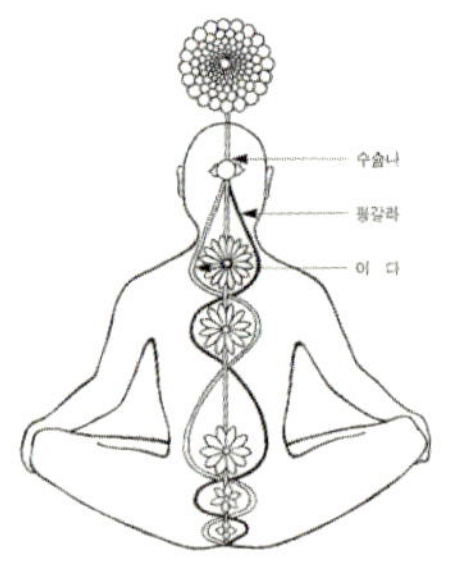

고대로부터 요가 수행자들은 자기 육체를 통제하는 능력을 계발하였고, 그 경험의 과정에서 눈에 보이지 않는 본질적인 기운Prana의 흐름을 이해하였습니다. 육체라는 한계를 벗어나 무한의 차원으로 확장하려는 의지는 내면에 흐르는 미묘한 기운을 제어하여 우주적인 파장과 조화를 이루려는 시도이기도 했습니다.

차크라Cakra는 인체를 구성하고 있는 모든 기관과 기능에 내재된 기운의 중심축입니다. 사람들의 모습이 모두 다르듯 기운의 형태와 사용되는 범위도 제각기 다릅니다. 요가에서는 육체적 불균형과 이로 인한 기운의 부조화가 질병을 일으키는 요소라고 진단합니다. 요가의 실천 수행은 육체와 기운의 조화를 최우선의 과제로 삼아 건강한 심신으로 고양된 영적 각성을 목표로 삼고 있습니다. 미묘한 것에서부터 거친 기운들, 또는 약하고 강한 여러 가지 기운들은 전신에 광범위하게 퍼져 있습니다. 전신으로 배분되거나 기관들로부터 되돌아오는 기운의 중심축이 신체의 특정한 부위에 심상心像된 7개의 차크라입니다. 그 중에서 사하스라라-차크라Sahasrara-cakra는 우주적 공간과 연결하는 초월의식으로 인체에 존재하는 기운의 저장소와 다르지만 차크라라고 부르는 기운의 소용돌이에 묘사됩니다.

각각의 차크라Cakra는 육체적인 면뿐만 아니라 마음의 특정한 수준을 여는 제어장치의 역할을 합니다. 요가 수행은 이것을 능동적으로 다스리기 위함입니다. 어떤 경우에는 의식의 전환으로 기운을 통제하고 이동시킬 수 있고 또 어떤 경우에는 기운의 통제를 통하여 의식을 집중시킬 수가 있습니다. 다시 말해 육체와 정신은 분리되어 있지 않고 서로 깊은 영향을 주고받음을 의미합니다. 따라서 차크라의 인식과 제어에 관한 수행은 자기 존재의 진정한 이해와 영적인 가능성을 일깨우며, 자기실현이라는 목표에 접근하는 중요한 방편이 됩니다.

자유 의지와 운명은 언제나 있다.
운명은 과거 행위의 결과이며, 그것은 몸과 연결되어 있으며, 자유 의지와 운명은 몸이 끝날 때 끝난다.
― 라마나 마하리쉬 Ramana Maharishi

차크라Cakra는 기운이 회전하는 '수레바퀴' 또는 '소용돌이'로 표현됩니다. 기운Prana은 어디서도 볼 수 없으나 어디에도 존재하는 매우 특별한 인자이며 논리를 넘어서는 실재입니다. 생명이 멈추지 않은 한 이 기운의 저장소도 끊임없이 변화하며 배분配分과 축기縮氣를 반복합니다. 이 기운은 한계가 없기에 오직 이 기운을 관찰하고 통제력을 획득하는 수행자만의 결과물입니다. 고전古典에서는 몸을 씻어 정결하게 하듯이 특별한 요가의 호흡에 의해서 기운의 정화와 제어가 가능함을 설명하고 있습니다.

인도의 전통의학서인 아유르베다Ayurveda와 요가고전에서는 인체의 주요 기혈을 여섯 개로 지정하여 차크라로 명명하였으나, 중국에서 시작된 동양의학에서는 이러한 기운이 흐르는 통로와 연결점들을 경락經絡, 즉 기경 8맥이라 불렀습니다. 이러한 경락은 질병을 진단하고 치료하는 실제적인 부위로 인식하여 정체된 기맥에 외부적인 자극을 주는 방법으로 지압과 침, 뜸 등의 처방법이 있습니다. 이런 점에서 경락은 인도의 나디와 비슷하면서도 차크라 개념과는 조금 다른 의미를 가집니다. 차크라는 외부의 자극이 아닌 요가수행을 통하여 내부의 제어능력

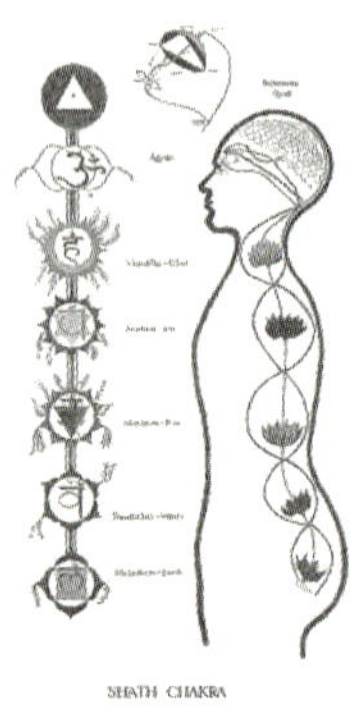

을 높여 육체적 질서를 위한 질병의 예방과 치료를 제안하고 있기 때문입니다.

인체 내에서 차크라Cakra는 각기 독립적인 부위나 중심자리가 있지만, 각 차크라들은 서로 연결되어 있습니다. 수행자의 의지에 따라서 강약을 조절하게 되는 이 기운의 조절 부위는 나디Nadi라고 부르는 특정한 기운의 경로를 통하여 이동합니다. 인체 내에 존재하는 72,000개의 기氣의 통로Nadi 중 요가 수행자가 중요하게 여기는 나디Nadi는 앞서 기술한 이다Ida와 핑갈라Pingala, 그리고 수슘나Sushumna로 불리는 기의 통로입니다. 음양의 기운은 호흡을 통해서 내부로 들어오며, 양과 음의 기운이 인체로 통하는 최초의 부위는 콧구멍입니다. 요가의 호흡법에서는 음양陰陽의 조화를 위해 양쪽 콧구멍을 차례로 여닫아 기운을 순환케 하는 교대호흡을 실행합니다.

한의학에서 경락經絡이 오장육부五臟六腑의 중심이라면, 요가 생리학에서 파악하는 각 나디Nadi의 중심은 차크라Cakra입니다. 인체 생리학적으로는 모든 순환계를 다 포괄하는 것으로 이해할 수 있습니다. 근대에 러시아에서 특별한 고주파로 촬영한 킬리안Kirlian 사진은 인체 내부에 생체 기운이 존재하고 있음을 증명해줍니다. 이는 기운의 경로와 이것이 집중되어 있는 특정한 자리가 존재한다는 사실을 입증하는 사례라 할 것입니다.

차크라의 인식은 인도의 여러 종교들의 정신적인 자각을 위한 방편으로 수행자들에 의하여 확대되었습니다. 그중에서도 요가와 탄트라 불교에서는 소리Mantra나 도상圖像 : Yantra으로 묘사하는 등 차크라의 다양한 상징들이 제시되었습니다. 소리Mantra는 태초 우주로부터 현현된 실재로서 모든 존재에 깃든 진동으로 설명되고 가장 대표적인 소리는 옴唵 :

Aum입니다. 수많은 도상Yantra 중에서 특히 연꽃은 상징적인 의미를 가지고 심상되었습니다. 각각의 차크라가 변화하는 기운과 상징하는 방위들이 연꽃잎의 수로 묘사되고 있습니다. 그것은 진흙과 물과 허공에 자리하는 연꽃처럼 공간의 초월을 의미합니다. 진흙이 인간에게 있어서는 진리를 모른 채 성장하는 무지함이라면, 물은 변화를 위한 노력이자 열망입니다. 허공은 뭇 생명들을 자라게 하는 근원인 태양으로 이어진 열린 공간이며, 무지를 일깨우는 조명照明으로서 깨달음을 위한 가능성을 상징합니다. 인간의 삶도 어느 한 공간에 머물지 않고 무한한 차원에 다다르기를 열망하기 때문에 연꽃에 비유되고 있습니다.

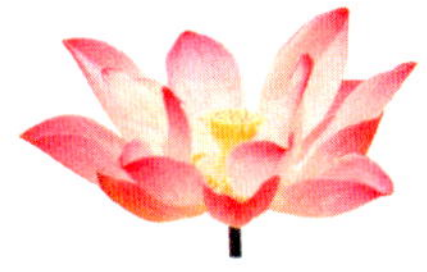

"완전한 해탈Moksha을 성취하기 전까지 나는 이 세상을 방황하겠지만,
그러나 마침내 나아가 저 거룩한 안식처에 이를 것이다."
— 찬도갸 우파니샤드 Chandogya Upanishad

요가 수행에 있어서 차크라는 우주적 기운을 자신의 몸에서 발견하고 그것을 통제함으로써 지고한 정신세계로 향하는 연료로 삼고자 하는 본질적 목적에 부합하는 매우 특별한 설정입니다. 그것은 논리나 토론을 통하여 설명하기 어려운 실재적인 경험을 통한 인식입니다.

차크라의 인식은 요가 수행에서 집중할 수 있는 장소의 설정과 아울러 인체를 자각할 수 있는 직접적인 동기가 됩니다. 또한 지속적인 수행을 통하여 제어가 가능하게 된다면, 그는 육체적 단계를 넘어 영적 각성으로 나아가는 중요한 계기가 된다고 설명합니다. 차크라의 발현과 계발은 그 실체성에 대한 인식이 중요하며 자신의 경험을 향한 기술적인 방법은 두 번째의 문제입니다. 왜냐하면 차크라의 존재감을 찾는 일이 우선이고 그것을 통제하는 것은 자신의 의지에 달려 있기 때문입니다. 발견하였다면 위치를 정하는 것은 결코 어려운 일이 아니듯 차크라는 단지 인식자의 의지에 따라 움직일 수 있는 화살표일 뿐입니다.

차크라는 인간 존재의 진화에 필요한 위치이면서도 언어와 학문적 토론에서 그 실체의 설명이 어려운 상징적 의미로 표현되고 있습니다. 상징성은 그것이 지시하는 의미를 알고 있는 사람 이외에는 이해하기 어려운 암호와도 같습니다. 이런 이유로 인하여 차크라 또한 많은 사람들에게서 상상의 개념이나 단순한 허구의 도상圖像으로 간주되기도 했습니다. 고대의 예언자, 음유시인, 성인, 현자, 요가 수행자, 탄트라 수행자들에게서 차크라의 상징적인 도상과 위치에 대한 공통의 자료를 발견할 수 있으며, 이들의 설명으로 그것에 대한 인식과 제어 방법을 이해할 수 있습니다. 그들이 남겨둔 자취는 인간 존재의 진화와 발전을 위하여 시행착오나 시간의 낭비가 없도록 깊은 자비심으로 전해지고 있는 가능성이자 실재에 접근하는 방향 제시입니다. 차크라가 추상적 개념이나 도형으로 존재하는 것이 아니며, 눈에 보이지 않으나 살아 움직이는 실체라는 것을 오직 요가 수행을 통해 경험할 수 있습니다.

생명의 기운들이 모여 있는 저장소인 차크라Cakra의 이름과 위치는 다음과 같습니다.

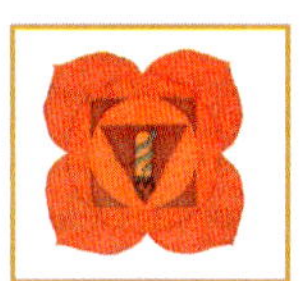

물라다라-차크라 Muladhara-cakra

쿤달리니가 깃든 장소이자 수슘나의 발원지로, 인체 내의 회음 부위에 자리하고 있습니다. '뿌리를 지지하는 공간'이라는 뜻의 이 차크라는 4개의 붉은 연꽃잎으로 심상됩니다. 지상地上 요소의 근원으로 후각과 육체적인 건강을 위하여 약 7세까지 중요한 기운을 담당하는 힘으로 묘사됩니다.

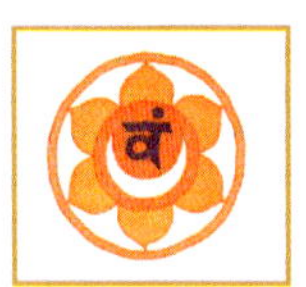

스와디스타나-차크라 Svadhishthana-cakra

생식기 주변에 위치한 이 차크라는 '물의 근원'을 의미합니다. 물의 요소로 미각과 관련되며, 6개의 주황색 연꽃잎으로 심상됩니다. 생식과 배설을 관장하는 기운이 모여 있는 이곳은 '자아의 거주지'라고도 불리며, 8~16세까지의 시기에 감정과 감각이 생기는 곳이라고 설명됩니다.

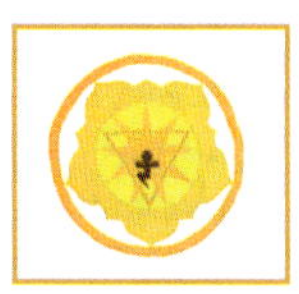

마니푸라-차크라 Manipura-cakra

배꼽 주변에 위치한 이 차크라는 '보석의 도시'라고 불리며, 불의 기운이 모인 장소입니다. 시각과 관련되며, 소화와 영양흡수 등 신진대사를 담당하는 기운의 저장소입니다. 20세 이전의 충만한 힘을 축적하고 확장시키는 곳으로써 10개의 노란색 연꽃잎으로 심상됩니다.

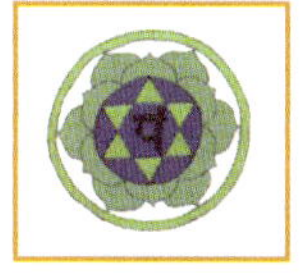

아나하타-차크라 Anahata-cakra

심장 부위에 위치한 공기의 요소로 심장이 고동치는 '미묘한 소리'를 의미합니다. 촉각과 관계하며 전신에 활력을 주는 순환의 기운으로 20세 이후의 감성과 열정을 풍부하게 제공하는 원천으로 묘사됩니다. 12개의 푸른 연꽃잎으로 심상됩니다.

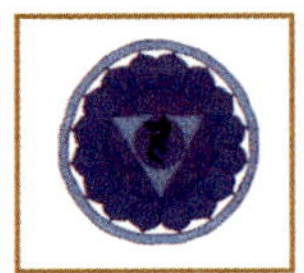

비슈다-차크라 Vishuddha-cakra

목에 위치한 공간적 요소로 '순수한 공간'을 의미하며, 청각, 입과 피부감각, 내분비 조절에 영향을 미치는 기운의 장소입니다. 16개의 보라색 연꽃잎으로 심상됩니다.

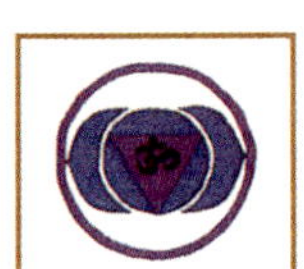

아즈나-차크라 Ajna-cakra

영원을 상징하는 '미묘한 감로Soma'가 분비되는 장소로 묘사되는 기운의 저장소입니다. 이곳은 중요한 기운의 통로인 이다Ida, 핑갈라Pingala, 수슘나Sushumna 등 세 개의 기운들이 합일되는 곳으로서 시바Siva와 샥티Sakti의 공간이라고 말해집니다. 미간에 위치한 이곳은 '제3의 눈'이라 불리며, 스승과 제자의 정신적 감응이 이루어지는 장소라 하여 구루-차크라Guru-cakra 라고도 일컬어집니다. 2개의 은색 연꽃잎으로 심상됩니다.

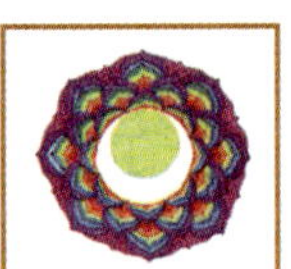

사하스라라-차크라 Sahasrara-cakra

모든 빛깔을 다 가진 1,000개의 연꽃잎은 한계 없는 정신세계를 상징합니다. 1,000개의 연꽃잎이 아래를 향해 일제히 개화하는 형태로 묘사되는 이 장소는 인체 내부에 있지 않으며, 정수리의 위 외부에 존재하는 매우 특별한 차원을 의미합니다. 즉, 깨달음이 심상된 세계를 의미합니다.

정신적 결절結節 : Granthi

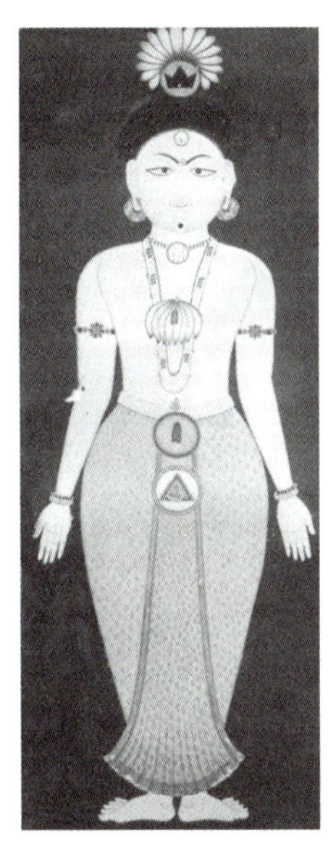

　　결절結節은 기氣의 흐름을 방해하는 특정한 마디를 의미하지만 형이상학적인 차원에서의 정신적인 매듭을 말하기도 합니다. 따라서 육체와 이름과 형태의 세계인 그 매듭의 장소에 관해서는 육체의 어느 부분이라고 표현하기 어려우며, 경전에서 설명하고 있는 구절들을 통해서 이해할 수 있습니다. 다시 말해 기운이 맺혀서 의식의 각성을 저해하는 정신적 장벽 또는 지고한 차원에 다다르기까지 의식의 상태를 시험하는 일종의 수문장이라고도 볼 수 있는 것입니다.

　　의식의 각성 과정에서 거쳐야 하는 관문關門이라고 할 수 있는 결절들에는 세 가지가 있습니다. 배꼽 부위의 브라흐마—그란티Brahma-granthi, 가슴 부위의 비쉬누—그란티Vishnu-granthi, 미간 부위의 루드라—그란티Rudra-granthi입니다. 이 결절들은 요가 수행자가 쿤달리니Kundalini를 각성시키고 육체적 기운을 상승시켜 이러한 매듭의 장소들을 부수어 초월의 차원으로 가기 위한 수행의 3개 관문으로 이해할 수 있습니다. 하나하나의 결절들을 풀 때마다 의식은 더욱 견고해지고 명징해져서 마침내 어떠한 의심도 없는 깨달음의 상태에 도달하게 됩니다.

각 영역에서 작동하는 결절들의 의미입니다.

브라흐마-그란티 Brahma-granthi

이 영혼의 매듭은 물라다라-차크라Muladhara-cakra의 영역에서 작동합니다. 육체적 쾌락에 집착하거나 자기애와 관련되어 있으며, 어둠과 무기력, 무지 등을 암시하는 타마스Tamas성의 매듭입니다.

비쉬누-그란티 Vishnu-granthi

이 영혼의 매듭은 아나하타-차크라Anahata-cakra의 영역에서 작동합니다. 물질에 관한 욕망이나 명예심과 같은 감정과 관련되어 있으며, 열정과 활동성, 변화를 암시하는 라자스Rajas성의 매듭입니다.

루드라-그란티 Rudra-granthi

이 영혼의 매듭은 아즈나-차크라Ajna-cakra의 영역에서 작동합니다. 정신 감응과 초인적 능력, 지성과 같은 영적인 힘의 부착과 관련됩니다.

나비가 자유를 향해 날아가기 위해서 고치를 떠나는 것처럼 사람도 더 지고한 성취를 위해서는 개인적 자아라는 의식과 감각으로부터 벗어나야 합니다. 전통요가 고전에서는 이 루드라-그란티Rudra-granthi의 영역이 요가 수행자에게 있어 육체와 정신, 의식과 감각, 주관과 객관성 등의 모든 이원성이 포기되는 자리라고 설명합니다.

이러한 영혼의 매듭들은 사하스라라Sahasrara라는 초월의 차원에 이르고자 하는 요가 수행길에 장애가 되는 영적 구역을 말합니다. 이 장애의 공간Granthi은 우주적인 기운이 내면화된 원기인 쿤달리니Kundalini를 각각의 차크라Cakras들로 통과, 상승시키기 위해 요가 수행자가 넘어서고 부수어야 할 대상입니다.

요가 수행자는 이 세 개의 관문을 차례로 깨뜨리고 쿤달리니를 상승시킴으로써 마침내 초월의식의 차원에 다다를 수 있습니다. 결절을 풀기 위한 방법들은 여러 가지가 있는데, 그 중 신체적인 차원에서의 수행방법이 바로 반다Bandha입니다.

물라–반다Mula-bandha는 창조의 영역인 브라흐마–그란티를, 우디야나–반다Uddiyana-bandha는 유지의 영역인 비쉬누–그란티를, 그리고 잘란다라–반다Jalandhara-bandha는 변화의 영역인 루드라–그란티를 풀기 위한 수행법입니다. 고도의 신체 수련법이라 할 수 있는 반다는 우선 자세들에 익숙해지고 하타–요가의 수행이 깊어진 후에 실행할 것을 권합니다.

한편 전통요가 교전인 하타프라디피카Hathapradipika에서는 이 영적인 매듭들이 스승의 은총에 의해서도 풀릴 수 있다고 제언합니다. 즉, 스승으로부터 성취에 장애를 일으키는 요인들을 제거할 수 있는 지혜를 얻어 자유에 이를 수 있다는 것입니다. 하타프라디피카가 안내하는 바를 간략히 간추려 보면 다음과 같습니다.

스승의 은총에 의하여 잠자고 있던 쿤달리니Kundalini가 눈을 떴을 때는 모든 연꽃 Cakras들과 결절結節 : Granthis들이 열리게 된다.
— 하타프라디피카 Hathapradipika 3장 2절

브라흐마의 결절結節 : Brahma-granthi이 조기調氣 : Pranayama에 의해 파괴되었을 때, 육체의 중심부인 심장의 공간에서 미묘한 소리音를 들을 수 있다.
— 하타프라디피카 Hathapradipika 4장 70절

그로부터 비쉬누의 결절結節 : Vishnu-granthi이 조기調氣 : Pranayama의 수행으로 파괴되면, 무상의 환희를 예시豫示하는 혼합음混合音과 큰북소리가 그 공간으로부터 들린다.
— 하타프라디피카 Hathapradipika 4장 73절

니스파티Nispatti의 4단계段階 : Vastha에서는 기氣 : Prana가 아즈나-차크라Ajna-cakra에 있는 루드라Rudra의 결절을 뚫고 자재신自在神 : Isvara의 자리에 도달한다. 그 때 피리소리와 비나Vina의 연주와 같은 음音을 듣게 된다.
— 하타프라디피카 Hathapradipika 4장 76절

스승Guru의 은혜로 잠들어 있던 여신女神 쿤달리니-샥티Kundalini- sakti가 눈을 떴을 때 모든 차크라Cakra는 이 여신에 의해서 관통되며, 모든 결절結節 : Granthi도 뚫린다.
— 하타프라디피카 Hathapradipika 4장 21절

요가비젼- 하타프라디피카 Hathapradipika 중에서 인용

쿤달리니Kundalini

쿤달리니Kundalini는 척주 하단의 미저골에 똬리 튼 뱀 형상으로 묘사된 우주적 기운으로, 다양한 방법들을 통해 이것을 깨우는 것이 하타-요가Hatha-yoga 수행의 궁극적인 목표입니다. 어원으로 살펴볼 때 쿤다Kunda는 '깊은 구멍과 같은 장소'를, 쿤달라Kundala는 '소용돌이', 또는 '휘감겨진 똬리'를 뜻합니다. 전통요가 고전에서 물라다라-차크라Muladhara-cakra에 위치한 쿤달리니는 '똬리처럼 휘감긴 뱀'으로 심상되어 우주적 근원, 또는 그와 비슷한 의미의 여신으로 묘사됩니다. 상징적인 의미로는 시바Siva와 샥티Sakti의 합일, 신경 체계에서는 교감, 부교감 신경의 조화로 설명됩니다.

실제적 의미로는 음의 기운인 이다Ida와 양의 기운인 핑갈라Pingala가 각각의 차크라를 통과하며 원천적인 내적 기운 쿤달리니를 수슘나-나디Sushumna-nadi로 인도하는 방편입니다.

생명의 근원이 모여진 자리 물라다라Muladhara에 잠들어 있는 위대한 쿤달리니Kundalini 여신女神은 완전한 힘이며, 뱀이 똬리를 튼 형상을 취하고 있다.
이 여신이 지바Jiva의 몸속에 잠들어 있는 한, 개인의 영혼은 짐승과 같다. 따라서 아무리 많은 종류의 아사나Asana를 수련한다 할지라도 그 정수인 쿤달리니Kundalini를 깨우지 못하면 영적인 지혜가 생기지 않는 몸짓에 지나지 않는다.
열쇠로 문을 열 듯, 하타-요가로 쿤달리니Kundalini를 각성시켜야 수슘나Sushumna의 길로 들어간다.
— 게란다 상히타 Geranda-samhita 3/40~42

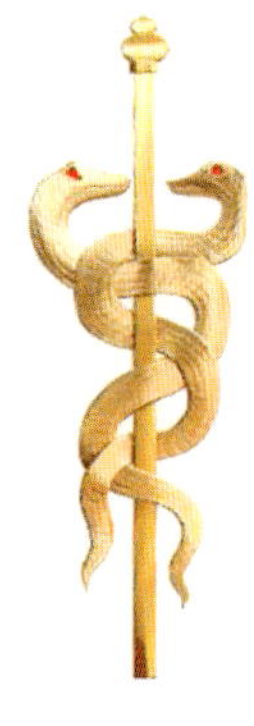

　쿤달리니가 물라다라에 잠들어 있을 때 의식은 깊은 수면 상태에 빠져 있습니다. 요가 수행에 의해 이 원천적인 힘이 깨어나면 쿤달리니는 각 영역의 차크라들을 차례로 통과하며 상승하게 됩니다. 이때 수슘나는 수행에 의해 깨어난 쿤달리니가 물라다라에서 사하스라라에 이르기까지 거치는 모든 차크라들을 연결하는 중요한 통로가 됩니다. 각각의 차크라들은 쿤달리니를 상승시키는 접점이자 기운의 저장소로, 쿤달리니의 상승과 함께 각 차크라들을 상징하는 연꽃잎들은 활짝 피어나게 됩니다. 이러한 쿤달리니의 상승은 말로 표현되는 세계가 아니라 경험을 통해서만 알 수 있는 정신적 차원의 세계입니다.

　쿤달리니의 각성은 새로운 가능성으로 진입하는 계기가 됩니다. 깨어난 쿤달리니는 육체와 정신의 영역 전반에 걸쳐 태풍과 같은 변화를 일으킵니다. 이 원초적인 기운을 잘 제어하게 되면 요가 수행자는 인식과 분별의 의식을 뛰어넘어 대자연과 합일되는 차원에 이르게 됩니다. 요가 수행을 통하여 쿤달리니를 깨워 상승시키는 것이 하타-요가 수행의 중요한 과제입니다.

내장의 정화

아침에 요가수련을 하는 경우에는 자세를 시작하기 전에 음식을 먹지 않아야 합니다. 배변, 배뇨를 통해 장이 비어 있는 상태에서 수련을 시작하도록 합니다. 전통적인 요가수련에서는 자세를 하기 전에 육체의 균형과 기운의 순행을 위하여 일련의 정화법들이 선행됩니다. 기운을 통하게 하는 첫 번째 관문인 비강鼻腔을 정화하는 네티Neti를 위시하여, 두개골 정화의 카팔바티Kapalabati와 위장 정화의 다우티Dhauti, 복부근육을 율동시켜서 내장의 정체를 해소하는 나울리Nauli, 그리고 관장을 시도하여 대장을 정화시키는 바스티Basti 등의 방법들이 있습니다. 이러한 육체의 정화법을 샷-카르마Shat-Karma라고 합니다. 이 육체의 정화 과정을 거치고 요가자세Asana를 실행하며, 숨 고르기Pranayama와 감각의 통제Pratyhara, 그리고 집중Dharana의 선험적 단계를 거쳐 명상Dhyana에 들어갑니다.

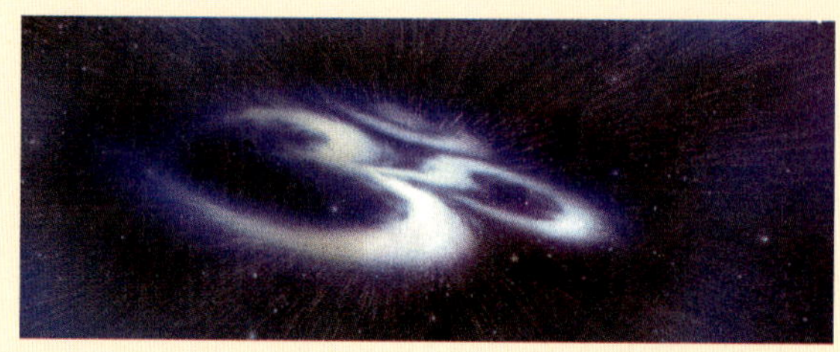

옴OM!
생물과 무생물 모두가 우주를 이룬다.
그리고 우주는 영원히 반복을 거듭하며
우주의 모든 사상事象에는 브라흐만Brahman이 스며 있다.
나는 이 최고의 존재에 엎드려 절한다.
— 스칸다 푸라나 Skanda Purana

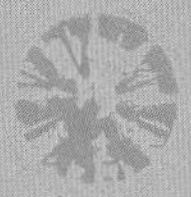 해맞이 자세

Surya Namaskara

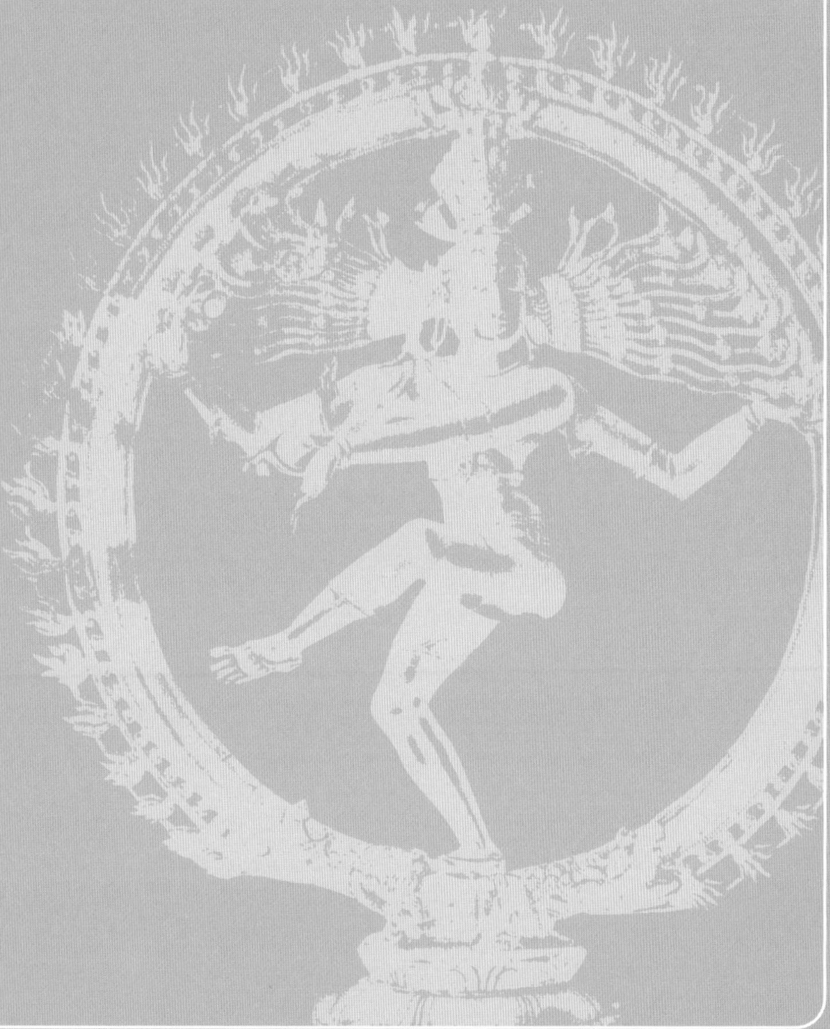

해맞이 자세

수라Surya는 범어梵語 : Sanskrit로 '태양'을, 나마스카라Namaskara는 '경배하다'는 의미를 가지고 있습니다. 생명을 가진 자연에게 근원적인 힘을 부여하는 태양에 경외심을 갖고 떠오르는 태양을 맞이하여 그 힘을 받고자 하는 전통의 자세들입니다.

깊은 밤의 휴식에서 깨어나 온몸에 창조적인 힘을 받기 위한 이 자세는 역동적인 12동작들로 구성되어 있으며, 연속적으로 반복하여 실행하는 과정에서 움직임 속에서의 명상을 유도하는 정신적인 예배의식이기도 합니다.

하타-요가Hatha-yoga의 원류가 되는 이 자세들은 정신을 맑게 깨우고 전신에 적절한 자극과 활기를 공급해 줍니다. 수축된 근육을 늘려 탄력을 주고, 관절을 유연하게 함과 동시에 내장 기능을 조화롭게 하는 이 자세는 고대로부터 전승되어 온 생활의 실천법Sadhana입니다. 신체 전반의 활용범위가 넓은 이 자세의 실행으로 정신은 새롭게 깨어나고, 의식은 차분한 가운데 집중을 이루게 되어 우주적인 기운과 함께 무한히 확장됨을 느낄 수 있습니다. 경건한 마음으로 읊는 주문Mantra과 전신의 생기를 높여 주는 자세Asana 및 기의 순환Pranyama이 일체를 이룬 상태에서 명상은 자연스럽게 이루어집니다.

12동작의 실행을 통하여 수행자는 감각이 지배하는 육체의 혼몽으로부터 깨어나 태양으로부터 받은 창조적인 기운이 양기의 통로인 핑갈라-나디Pingala-nadi를 따라 흐르게 합니다. 핑갈라-나디로 흐르는 생명의 기운은 정신을 평온하게 하고 신체에 활력을 주어 심신을 조화롭게 만들어 줍니다. 우주적 흐름에 맞춰 시시각각 변하는 태양의 모습을 심상함에 따라 신체는 그 기운과 하나가 됨을 느낄 수 있을 것입니다. 태양이 막 떠오르는 새벽에 순서에 따라 12동작을 느릿하면서도 역동적으로 반복 실행합니다.

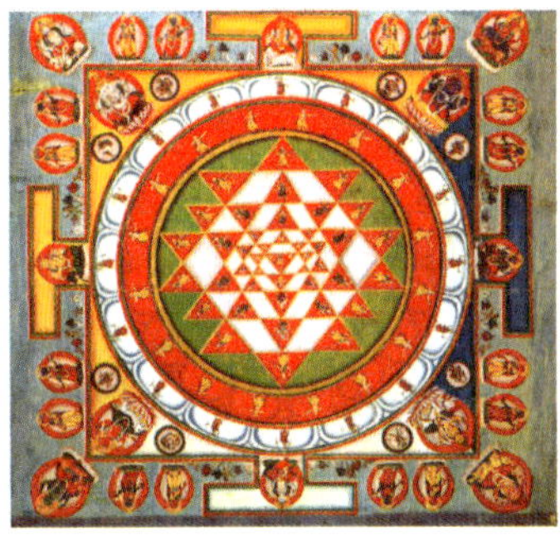

다양성 안에 통일성을 보라.
여러 모습 안에서 성스러운 하나의 모습을 확립하라.
무한함은 신의 광대한 모습이며, 상대를 떠나 있음은 그의 영광이다.
모든 헤아릴 수 없는 땅과 태양과 유성은
우리의 지각 능력을 넘어서 그의 통제에 있다.
다양한 형태를 비추는 영원한 불꽃은 하나이다.
황금빛은 저녁노을 수많은 구름과 창공에 아름다운 색깔로 물들여 놓는다.
— 리그 베다 Rig Veda

가장 적합한 실행 시간과 장소는 동틀 무렵의 실외이지만 해가 지는 시각도 좋습니다. 직사광선이 강한 때를 제외하고는 시간이나 장소에 구애받지 않고 실행할 수 있습니다. 단, 반드시 위장이 비어 있는 상태에서 실행하도록 하며 경건하고 고요한 마음가짐으로 자세를 준비합니다.

마음의 준비

몸을 바르게 세우고 서서 눈을 감고 떠오르는 태양을 상상합니다. 몸의 긴장을 풀고 의식 위로 떠오르는 갖가지 상념들을 지운 상태에서 깊은 감사의 마음으로 자연의 힘과 동화同化합니다. 땅의 기운이 발바닥으로부터 올라오는 것이 느껴지면 붉게 떠오르는 태양빛의 심상을 미간의 아

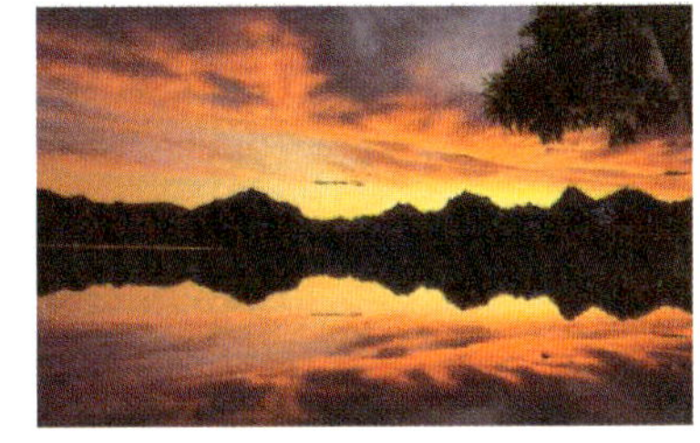

즈나-차크라Ajna-cakra에 집중시킵니다. 대지와 태양의 두 기운이 온몸에 흐를 때 자연스럽게 이어지는 춤처럼 유연하게 동작을 실행합니다.

해맞이 자세 12동작 순서 Surya Namaskara

1. 기도 자세 Pranamasana

2. 팔을 뒤로 젖힌 자세 Hasta-Uttanasana

3. 선 전굴 자세 Padahastasana

4. 기마 자세 Ashwa-Sanchalanasana

5. 균형 자세 Santolanasana

6. 오체투지 Ashtanga-Namaskara

7. 코브라 뱀의 자세 Bhujangasana

8. 경배 자세 Namaskasana

9. 산 자세 Parvatasana

10. 기마 자세 Ashwa-Sanchalanasana

11. 선 전굴 자세 Padahastasana

12. 야자나무 자세 Tadasana

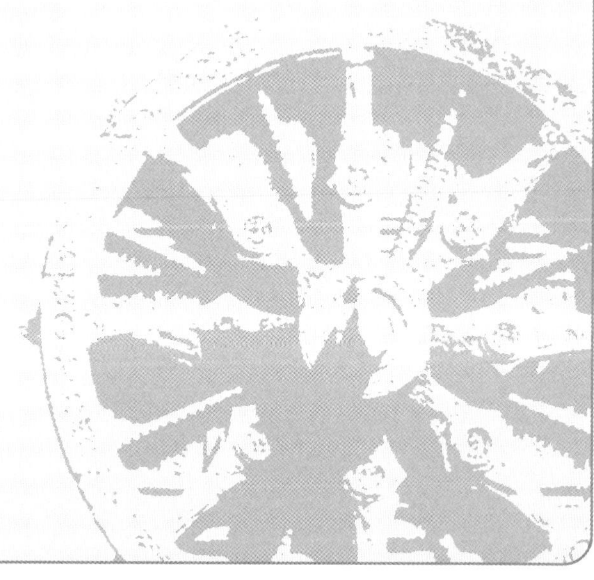

- 바르게 서서 눈을 감고 가슴 앞에 손을 모읍니다.
- 모든 살아 있는 생명에게 근원적인 힘이 되는 떠오르는 태양을 마음으로 연상하며 만물과 인사하는 만트라Mantra인 옴–미트라야–나마하Om-Mitraya-Namaha를 외웁니다.
- 집중과 평온의 상태에서 다음으로 이어지는 자세들을 준비합니다.

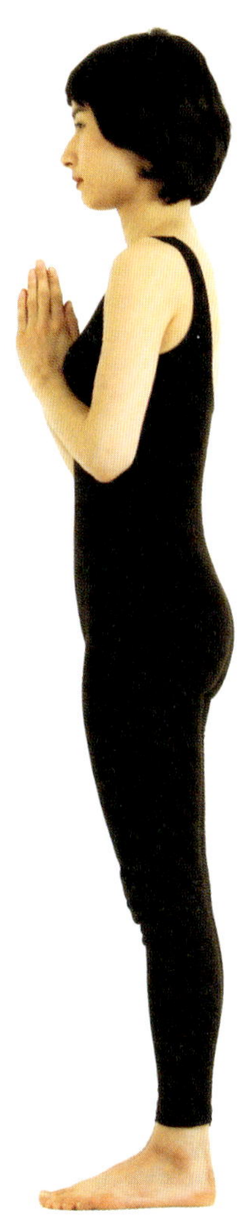

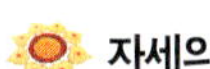 **자세의 효과**

의식의 집중과 평정심을 갖게 합니다.

- 가슴 앞에 모은 손을 위로 치켜 올려 가슴을 앞으로 내밀고 머리와 팔을 뒤로 넘겨 젖힙니다.
- 만물을 빛으로 밝히는 태양과 인사하는 만트라Mantra인 옴–라바예–나마하Om-Ravaye-Namaha를 외웁니다.

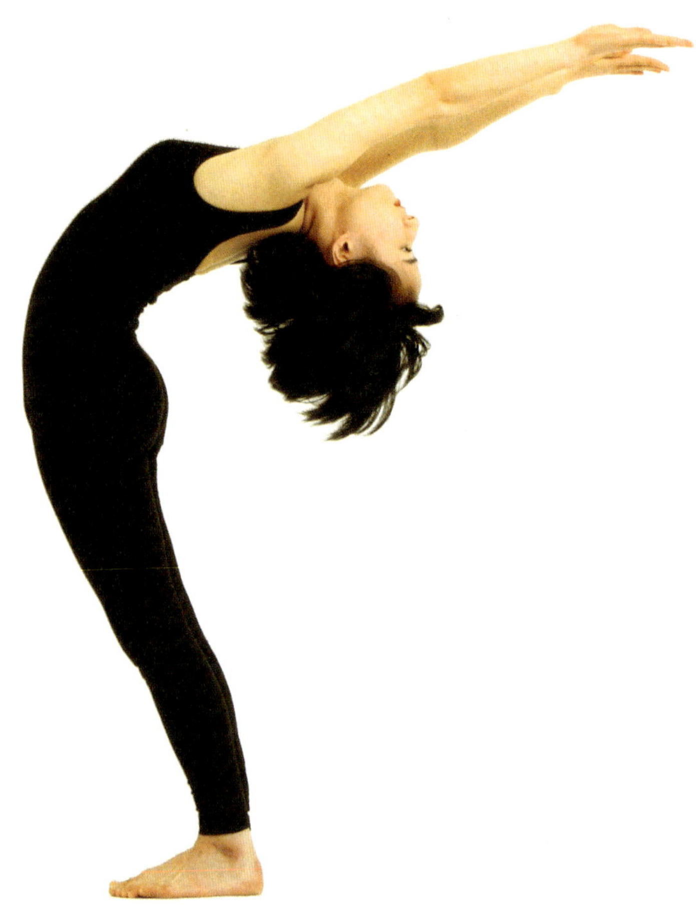

🌞 자세의 효과

이 자세는 복부의 기관들을 늘려 소화와 배설 기능을 향상시키고, 팔과 어깨 근육의 긴장을 풀어 관절을 부드럽게 합니다.

등줄기를 늘려 척주신경들의 순환을 돕고 가슴을 확장시킴으로써 폐활량을 증가시키며, 비만 해소에도 큰 도움이 됩니다.

- 상체를 앞으로 구부려서 손바닥을 발바닥 바깥쪽 바닥에 대고, 무릎이 구부러지지 않도록 유의하며 이마를 다리에 가까이 붙입니다.
- 숨을 완전히 내쉬며 상체를 다리에 최대한 밀착시킵니다.
- 창조적 활력에 경배하는 만트라Mantra 옴 수랴야-나마하Om-Suryaya-Namaha를 외웁니다.

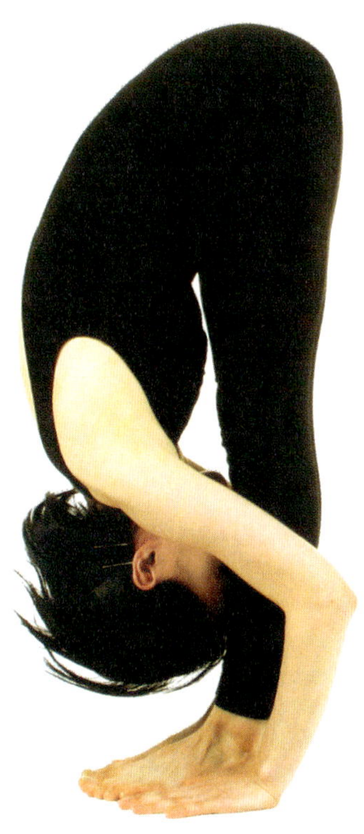

✸ 유의할 점

자세를 실행하는 동안 무릎이 구부러지지 않게 하고 상체를 급하게, 또는 무리하게 숙이지 않도록 합니다. 허리에 이상이 있는 경우는 적당한 상태에서 멈추어야 합니다.

☀ 자세의 효과

소화 및 배설 기능을 순조롭게 하고 위장을 포함한 복부 기관의 질병을 예방하고 개선하며, 복부비만과 변비증에도 효과적입니다. 또한 등의 근육을 늘려 척주를 유연하게 함으로써 척주신경을 조율하고 혈액순환에도 도움이 되는 자세입니다.

- 한쪽 발과 손바닥은 그대로 둔 채 다른 한 발을 뒤로 멀리하여 다리를 폅니다.
- 상체를 세워 머리를 뒤로 젖히고 전신을 강하게 긴장시킵니다. 이때 시선은 미간에 모으거나 뒤쪽을 향하게 합니다.
- 광명의 근원인 태양을 경배하는 만트라Mantra 옴–바나베–나마하Om-Bhanave-Namaha를 외웁니다.

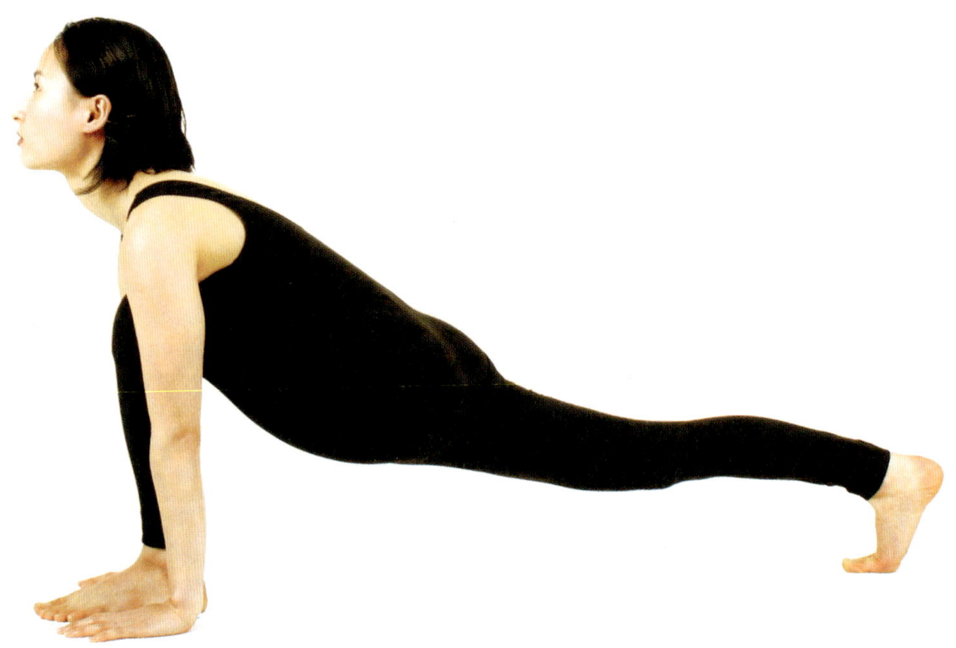

☀ 자세의 효과

이 자세는 복부 근육을 강하게 하고 복부의 압력을 높여 내장기관의 자율신경을 자극하여 장 기능을 촉진시킵니다. 등의 근육을 유연하게 함과 동시에 하체를 탄력 있게 해줍니다. 특히 무릎과 고관절을 부드럽게 하는 데 효과적입니다.

- 구부린 다리를 뒤로 하여 발끝을 가지런히 모으고, 엉덩이는 낮추어 팔꿈치와 무릎이 구부러지지 않도록 유의하며 전신을 곧게 펴서 앞을 바라봅니다.
- 하늘의 변화와 교감하는 만트라Mantra 옴-카가야-나마하Om-Khagaya-Namaha를 외웁니다.

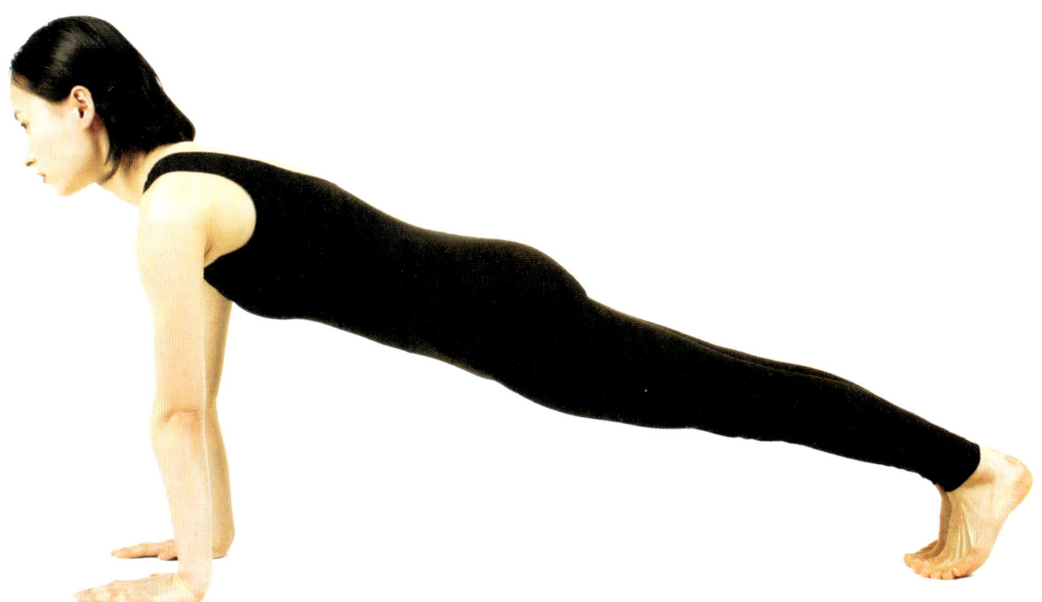

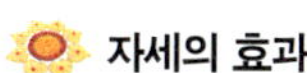 **자세의 효과**

신경과 근육을 강화하고 팔과 다리의 힘을 향상시킵니다.

- 팔꿈치를 구부려 무릎이 바닥에 닿으면 엉덩이를 약간 위로 든 채 상체를 낮추어 가슴과 이마를 바닥에 붙입니다.
- 자신을 가장 낮춘 자세를 취함으로써 겸손함으로 존귀한 것들과 교감합니다. 생명에 힘을 주는 존재와 교감하는 만트라Mantra 옴–푸쉬네–나마하Om-Pushne-Namaha를 외웁니다.

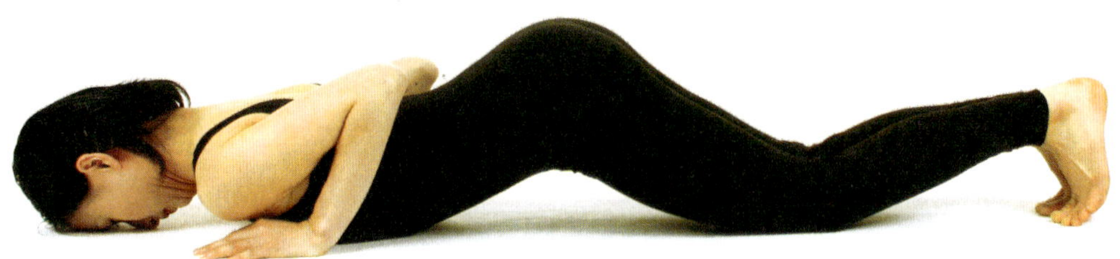

🌸 **자세의 효과**

이 자세는 다리와 팔의 근육을 강하게 하고 가슴을 확장시키며, 견갑골과 척주의 움직임을 부드럽게 합니다.

- 상체를 바닥에 밀착시켜 엎드린 상태에서 팔꿈치를 접어 몸통에 붙입니다. 발등을 바닥에 대고 발끝을 가지런히 모읍니다. 이때 무릎과 항문에 힘을 주어 발뒤꿈치가 열리지 않게 합니다.
- 가슴을 앞으로 밀어내듯 내밀며 팔꿈치를 펴서 머리와 어깨를 뒤로 젖힙니다.
- 시선은 미간 또는 뒤쪽으로 치켜뜬 채 상부의 한 점에 고정시키고 몸의 움직임과 의식의 흐름을 멈춥니다.
- 태초의 우주적 태궁인 황금색의 알에 교감하는 만트라Mantra 옴–히란야–가르바예–나마하Om-Hiranya-Garbhaya-Namaha를 외웁니다.

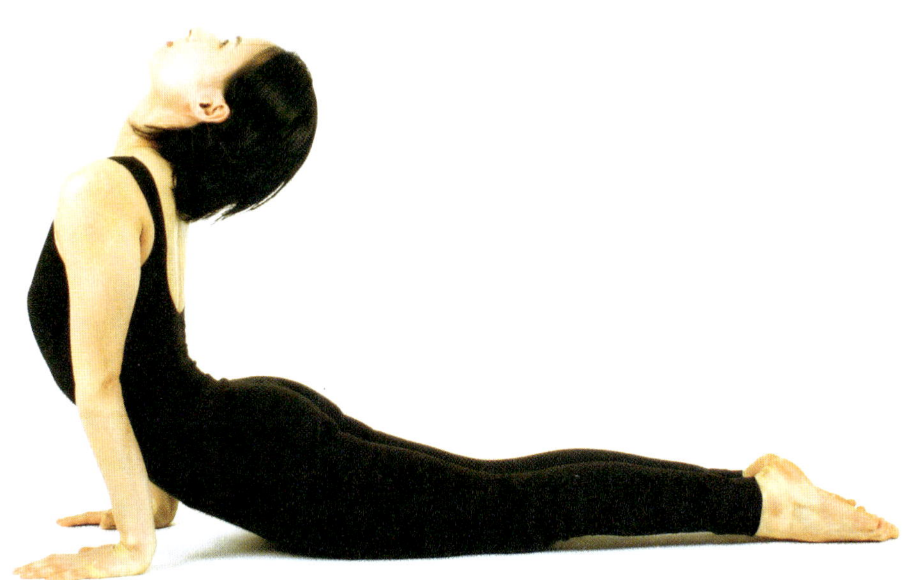

🌞 자세의 효과

척추의 배열이 바르게 되어 전신에 신선한 혈액을 공급하고, 소화와 배설 그리고 생식기능과 연계된 신경계 및 내분비계를 안정시킵니다. 간장과 신장, 부신의 기능에 좋은 효과를 가집니다.

- 엉덩이를 뒤로하여 발뒤꿈치 가까이 낮추고 팔꿈치는 앞으로 곧게 펴서 이마를 바닥에 붙입니다.
- 잠시 호흡을 고르고 다음 자세로 이어집니다.
- 여명의 안내자에게 경배하는 만트라Mantra 옴–마리차예–나마하Om-Marichaye-Namaha를 외웁니다.

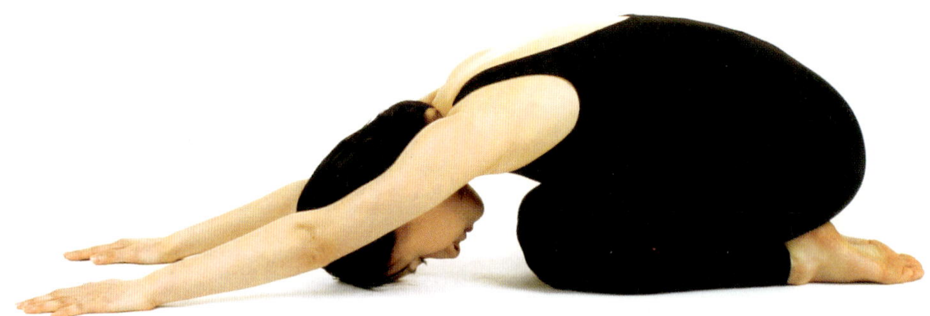

 **자세의 효과**

의식을 편안하게 하고, 등의 근육을 이완시킵니다.

- 발끝을 모으고 엉덩이를 위로 높이며 무릎과 팔꿈치를 완전히 펴서 가슴을 아래로 낮추고 이마를 바닥에 붙입니다.
- 우주의 어머니 아디티Aditi의 아들인 태양을 경배하는 만트라Mantra 옴-아디탸야-나마하Om-Adityaya-Namaha 를 외웁니다.

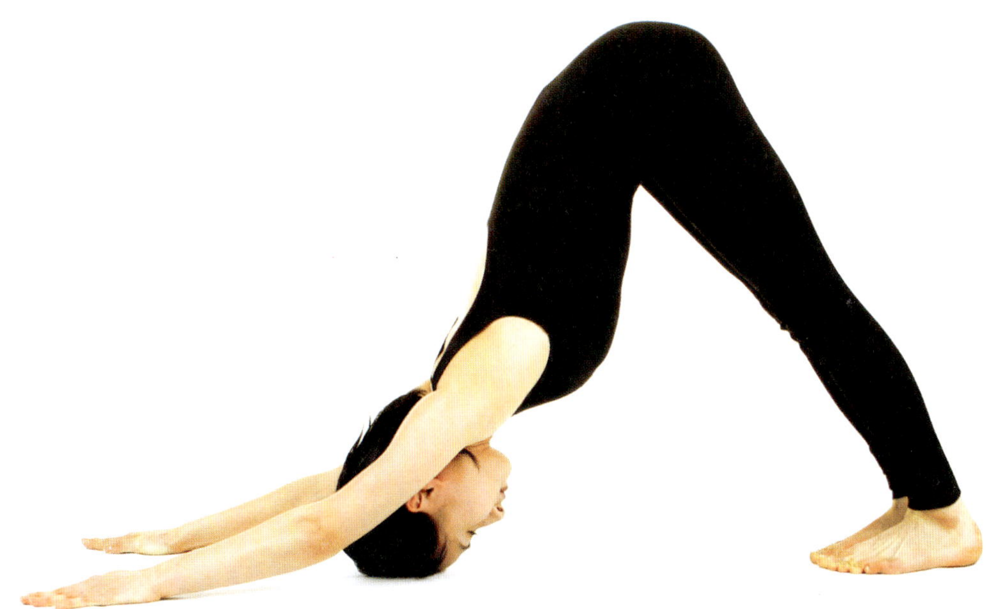

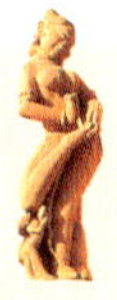
참고
독립적으로 실행할 경우에는 개가 상체를 낮추어 기지개를 켜는 모습을 연상시킨다 하여 '개狗의 자세Svanasana' 로도 표기합니다.

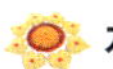 **자세의 효과**
이 자세는 팔다리의 근육을 강하게 하며, 관절을 유연하게 하고 척주 신경계의 유통을 순조롭게 합니다.

- 한쪽 발과 손바닥은 그대로 둔 채 뒤로 내밀었던 발을 앞쪽으로 끌어 손바닥 사이에 붙입니다.
- 상체를 위로 치켜서 머리를 뒤로 넘기고 전신에 강한 긴장을 하며, 시선은 미간에 모으거나 뒤쪽을 바라봅니다.
- 펴고 구부린 다리의 위치가 바뀐 순서의 4번째 자세와 같습니다.
- 창조의 신께 경배하는 만트라Mantra 옴–사비트레–나마하Om-Savitre-Namaha를 외웁니다.

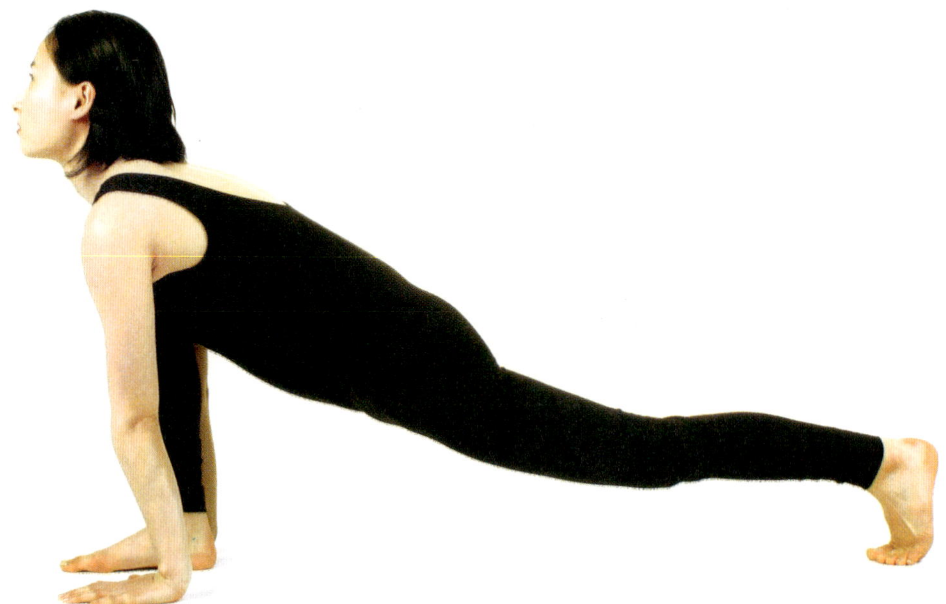

- 뒤쪽의 다리를 앞쪽으로 끌어 손바닥 사이에 두 발끝을 가지런히 모으고 무릎을 펴며 이마를 다리에 가까이 붙입니다.
- 처음 진행 순서의 3번째 자세와 같습니다.
- 조화로움에 참여하는 만트라Mantra 옴–아르카야–나마하Om-Arkaya-Namaha를 외웁니다.

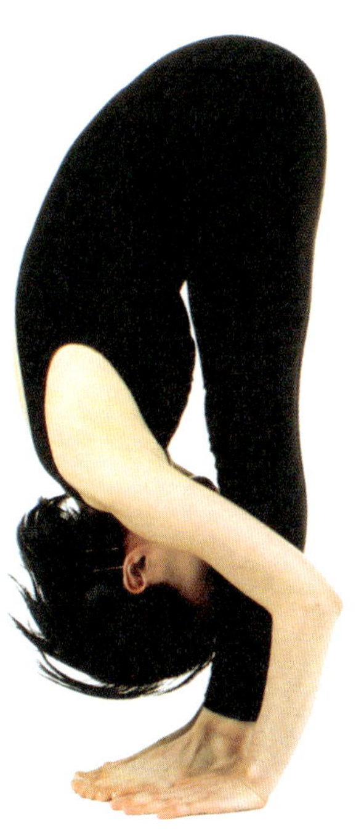

- 상체를 바르게 세우고 떠오르는 태양을 바라봅니다.
- 깨달음으로 인도하는 존재에게 기원하는 옴-바스카라야-나마하Om-Bhaskaraya-Namaha를 외웁니다.

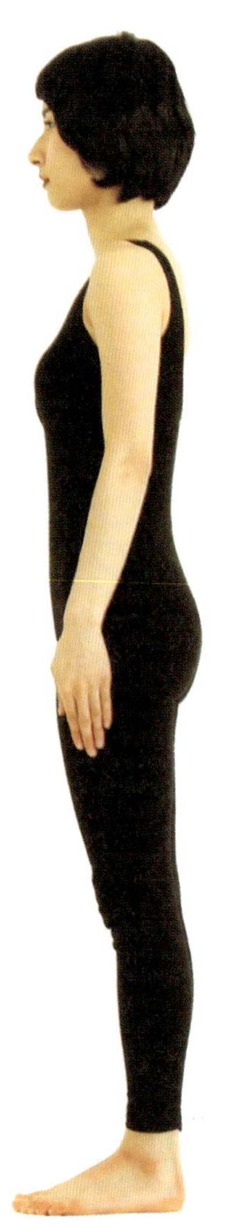

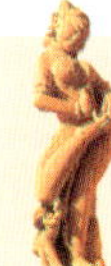

참고

해맞이 자세Surya-namaskara는 양쪽 다리를 번갈아 실행하는 것을 완성된 1회로 하여, 연속 12번을 실행합니다. 모든 자세를 마친 뒤에는 '사바사나Savasana'로 휴식하며 긴장을 풀고 자연스럽게 호흡합니다.

수랴-나마스카라Surya-namaskara는 명상의 자세나 다른 하타-요가적 자세의 실행을 위해 심신 정화의 실천수행법으로 제시됩니다. 요가 생리학에서는 오른쪽은 양陽의 기운이 순환하는 길로, 왼쪽은 음陰의 기운이 순환하는 길로 파악합니다. 그러므로 이 둘의 적절한 균형과 조화를 위하여 부족한 방향이나 근육이 풀리지 않는 방향을 치료의 차원에서 좀 더 진행할 수도 있습니다. 그러나 수련중에 심한 열과 빈혈증 또는 육체적인 고통이 따를 때는 중단하도록 합니다.
고혈압이나 심장질환, 월경 중에는 하지 않도록 하며, 탈장이나 폐에 이상이 있는 경우, 또는 좌골 신경통 및 척주에 이상이 있는 경우에는 전문가의 조언과 지도자의 지시에 따라 실행해야 합니다.
임산부의 경우엔 자궁에 정상적인 착상이 확실해진 임신 12주 이후에 실행하도록 합니다. 출산 후 40일 정도 지나면 이 자세를 실행할 수 있는데, 골반 교정 등 산후조리 차원에서 매우 유익합니다. 이 자세는 호흡기, 소화기, 내분비계의 적절한 자극과 순환을 위한 포괄적인 정화법입니다. 성장과정에 많은 도움이 되며, 시상하부에 위치한 송과선의 석회화를 억제합니다.

달맞이 자세 Chandra Namaskara

달은 자체로 빛을 내지 않고 태양빛을 반사하여 나타납니다. 붉은 태양의 화려한 광채와는 대조적으로 창백하면서 차분한 달은 고대로부터 태양의 기운과 반대되는 음의 기운으로 상징되어 왔습니다.

요가 전통에서 달의 의미는 어두운 밤을 밝혀 두려움 없이 길을 갈 수 있도록 안내하는 여신으로 묘사되거나, 여성의 신체적 · 감성적 주기성과 깊은 관계를 가지는 것으로 보고 있습니다.

요가에서 달은 태양에 비하여 상대적으로 높게 인식되지 않아 그 수행법이 발전되거나 계승되지는 않고 있지만, 후대에 이르러 음 · 양의 기운을 조화롭게 하기 위한 취지에서 계발된 방법이 있습니다. 달맞이 자세로 불리는 이 자세는 다섯 번째 자세인 균형의 자세Santolanasana만 반달의 자세Ardha-Chandrasana로 바뀌었을 뿐, 나머지는 태양 경배 자세와 동일한 방법과 순서로 진행됩니다.

달맞이 자세 Chandra Namaskara

- 태양 경배 4번째 자세인 기마자세Ashwa-Sanchalanasana를 실행한 후 양손을 마주 붙여 머리 위로 들어 올립니다.
- 가슴을 앞으로 내밀며 상체를 최대한 뒤쪽으로 휘게 합니다.
- 손을 더 멀리 뒤로 넘기면서 턱을 들어 손끝을 바라봅니다.

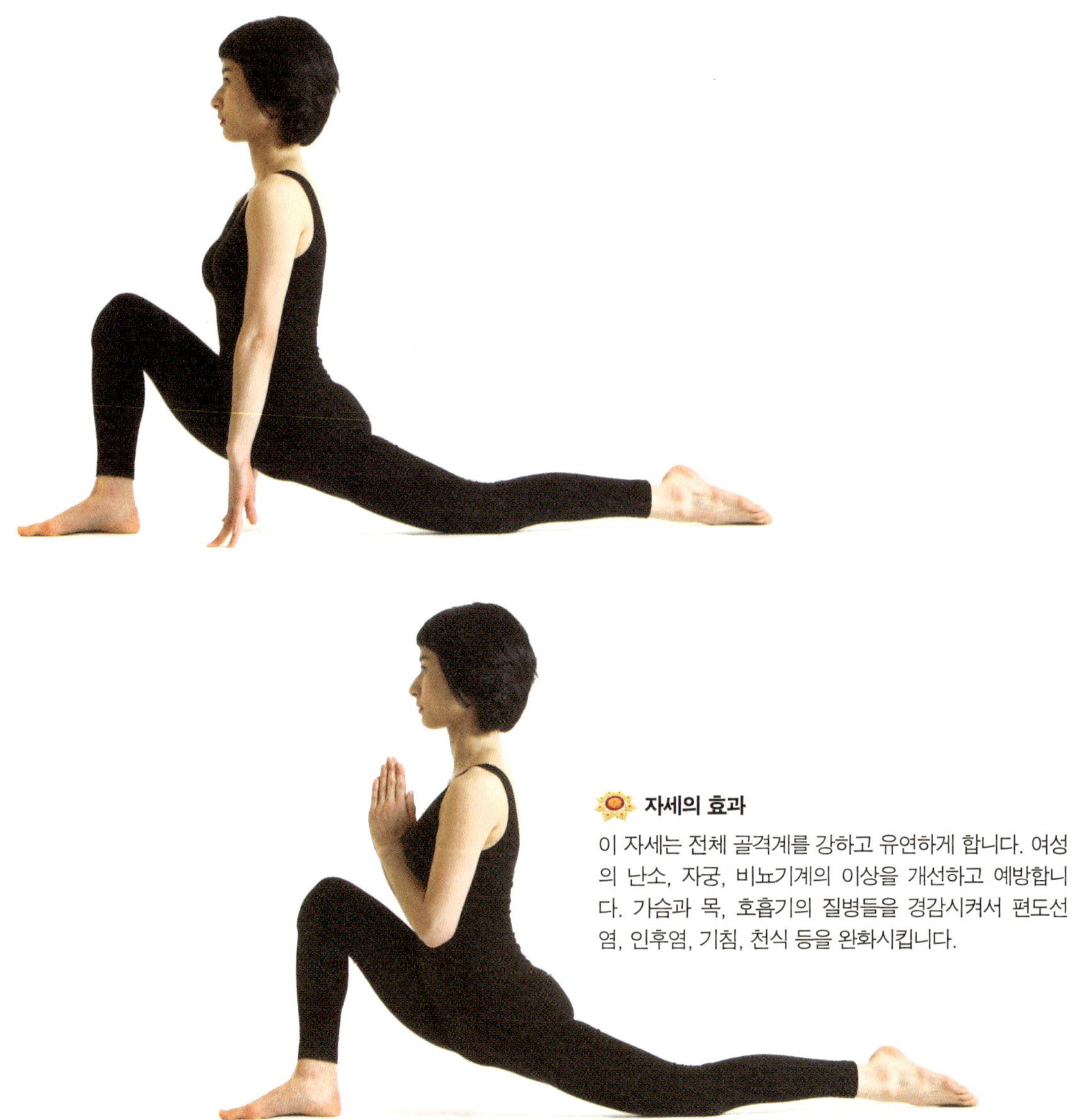

자세의 효과

이 자세는 전체 골격계를 강하고 유연하게 합니다. 여성의 난소, 자궁, 비뇨기계의 이상을 개선하고 예방합니다. 가슴과 목, 호흡기의 질병들을 경감시켜서 편도선염, 인후염, 기침, 천식 등을 완화시킵니다.

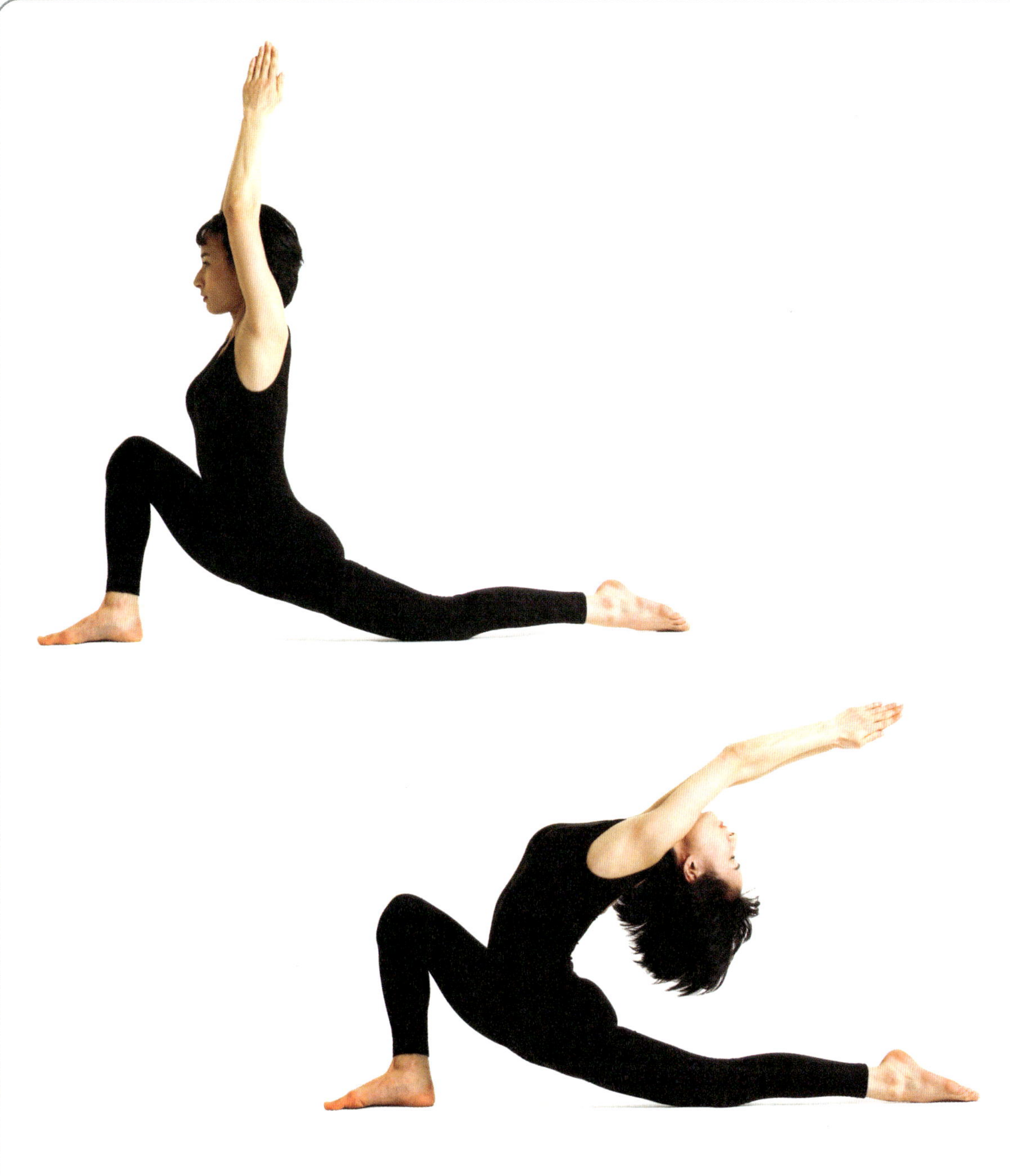

참고

달이 보이는 실외에서 실행하는 것이 좋은데, 보름달이 비칠 때가 가장 좋습니다. 위장을 비운 상태에서 마음을 차분히 가라앉히고 자연스러운 호흡에 맞춰 실행합니다. 긴장을 풀고 느리게 춤을 추듯 달빛에 몸의 움직임을 맞추어 그 기운과 교류합니다. 마지막 완성의 자세는 독립된 이름으로 반달의 자세 Ardha-chandrasana라고 부릅니다.

인종, 지역, 시대, 민족에게 맞는 형식과 가르침을 통해 신은 여러 모습으로 나타난다.
모든 종교의 신은 유일신의 표현이다.
이 세상의 모든 종교의 가르침은 진리 또는 유일신의 다양한 표현이다.
— 스와미 비베카난다 Swami Vivekananda

중급 과정의 요가 자세

Asanas

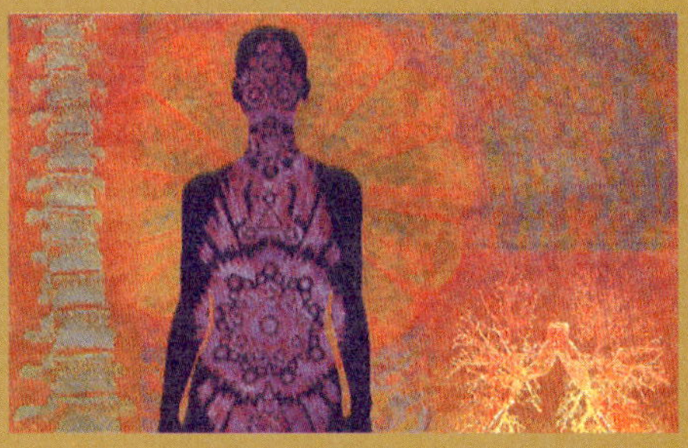

금강좌에서의 명상 자세 Vajrasana

고대 인도신화에서 최고의 권위를 가진 신들의 왕 인드라Indra는 '번개를 던지는 자Vajri'로도 불립니다. 번개, 또는 벼락을 의미하는 바즈라vajra는 바로 이 신의 강력한 힘을 상징하는 무기로, 집착과 두려움으로부터 기인하는 번뇌를 깨뜨리는 지혜의 칼을 의미합니다.

요가 생리학에서 볼 때 바즈라Vajra는 인체 내부의 주요 기맥氣脈, nadi 중 성性에너지를 조절하는 중요한 기의 통로인 바즈라-나디Vajra-nadi를 뜻하기도 합니다. 요가 수행자는 이 나디의 제어를 통해 성 에너지를 통제하고 승화시킬 수 있습니다.

바즈라사나Vajrasana는 일반적으로 '금강좌'로 불리는데, 명상을 위한 깨지지 않는 부동심, 또는 정심定心을 이끌어내기 위한 자세임을 뜻합니다. 금강좌Vajrasana는 요가 수행자로 하여금 생식과 소화기능을 담당하는 기운이나 무절제한 감정을 제어함으로써 확고한 의식을 갖게 하는 매우 중요한 자세입니다.

- 금강좌金剛坐는 바닥에 무릎 꿇고 엄지발가락을 마주하여 발바닥 위에 엉덩이를 올리거나 발뒤꿈치 사이에 끼우듯 엉덩이를 바닥에 대고 앉습니다.
- 턱이 들리지 않도록 하여 척주를 바로 세우고 손은 무릎 위에 올려둡니다.
- 어깨의 긴장을 풀고 눈을 감은 채 자연스럽게 호흡합니다.
- 식사 후 5분 정도 자세를 취하면 소화기능을 향상시킬 수 있습니다.
- 마음의 평정을 위하여 눈을 감고 복부에 위치한 영적 기운의 저장소인 마니푸라–차크라Manipura-cakra에 집중합니다.

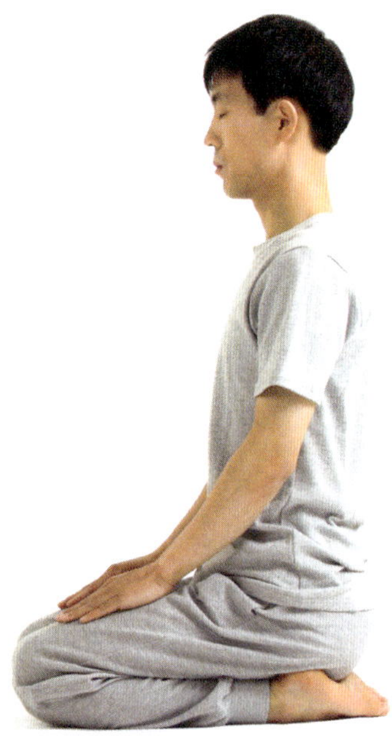

🌼 자세의 효과

골반 근육을 강화하고 혈액과 신경의 흐름을 조정하며, 배변이 원활해져 탈장을 예방합니다. 또한 소화기능을 담당하는 내장 기관들의 부담을 경감시켜 복부를 편안하게 해줍니다. 남성의 생식기능을 조절하는 신경을 안정시키고 여성의 월경주기를 고르게 하는 데도 유익합니다. 좌골 신경통과 골반이상으로 인한 통증이 있는 사람들에게 부담이 적은 명상자세입니다.

금강좌는 생식기능과 관련된 기운을 제어하여 이를 척주 중앙의 수슘나나디Sushumna-nadi로 연결함으로써 집중력을 키우고 의지를 굳건하게 하는 데 있어 기초가 되는 자세입니다.

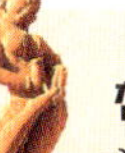

참고

장시간 자세를 취하는 경우, 초급 수행자들은 발목이나 무릎 관절에 통증을 느낄 수도 있습니다. 이런 경우에는 무리하게 자세를 유지하지 말고 다리를 펴서 긴장된 느낌이 사라질 때까지 휴식하거나 발끝을 가볍게 흔들어 줍니다.

이슬람교에서는 기도의 자세로, 선禪 불교에서는 명상의 자세로 취하는 자세이기도 합니다.

제왕帝王의 자세 Bhadrasana

- 다리를 접어 발바닥을 마주 붙이고 깍지 낀 손으로 발끝을 감싸 회음부 가까이 끌어당깁니다.
- 허리는 곧추 세우고 가슴은 앞으로 내밀며, 어깨와 턱이 들리지 않게 하여 눈을 감습니다.
- 자연스럽게 숨을 고르며 깊은 내면의 침묵으로 침잠합니다.

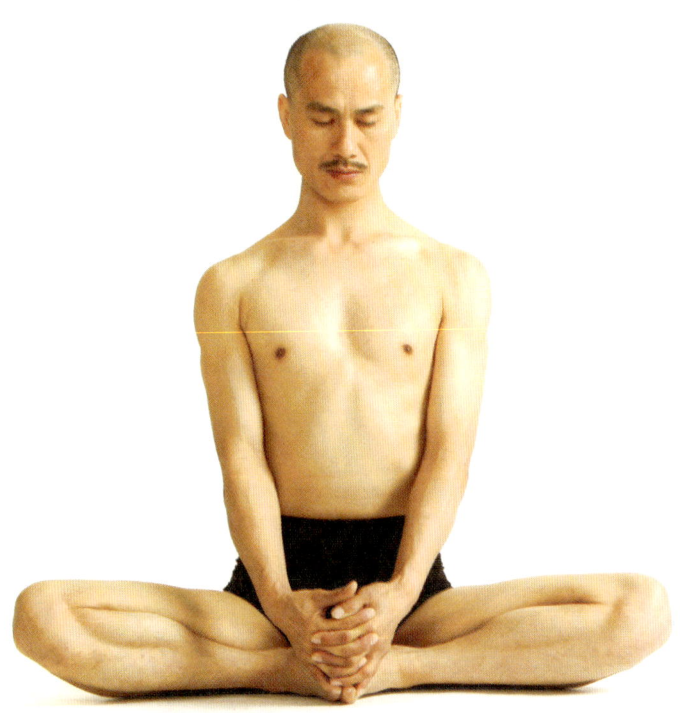

자세의 변화

- 다리를 펴고 바르게 앉습니다.
- 양 다리를 뒤로 접어 무릎을 꿇고 앉는 금강의 자세Vajrasana를 취합니다.
- 양 무릎을 옆으로 열고 팔은 뒤에서 엇갈리게 하여 각각의 엄지발가락을 붙잡습니다.
- 등을 바르게 세운 후 눈을 감습니다. (H.P 1/53~54, G.S 2/9~10)

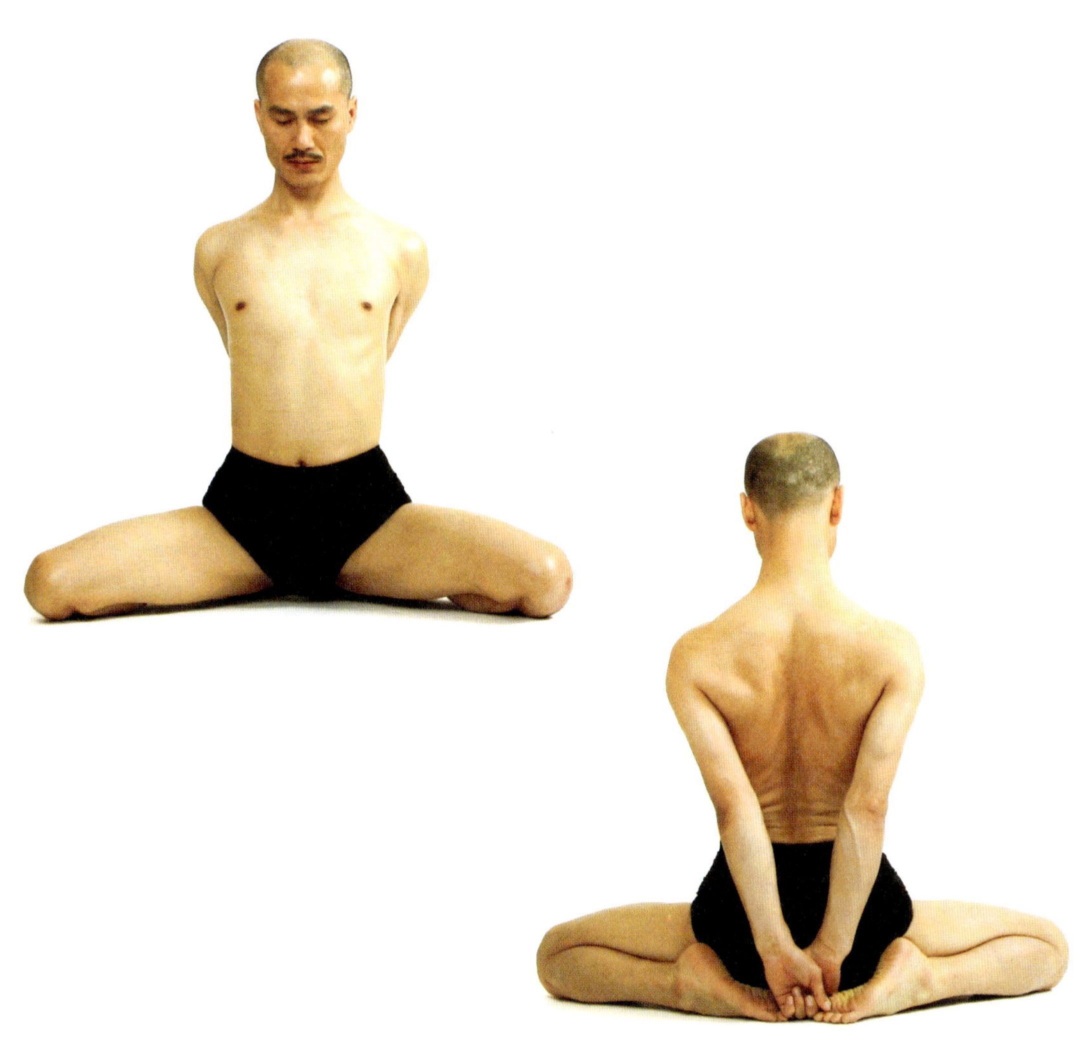

참고
위대한 하타-요가의 성자 고락샤Goraksa에게 봉헌된 고락셔사나Goraksasana라고 설명되는 자세입니다. (G.S 2/24~25) 범어梵語 바드라Bhadra는 '행복'으로 해석하기도 하지만, 또 다른 의미로 모든 사악한 힘들을 일소하고 군신群神들을 다스리는 제왕으로서의 '시바신의 풍모'를 뜻하기도 합니다. 이 책에서는 요가 수행자가 자신의 육체와 내면의 심경을 총체적으로 제어한다는 의미로 해석하여 '제왕의 자세'로 명기합니다.

포효하는 사자獅子자세 Simha-garjanasana

- 다리를 펴고 바르게 앉습니다.
- 양 다리를 뒤로 접어 무릎 꿇고 앉는 금강의 자세Vajrasana에서 양 무릎을 옆으로 벌립니다.
- 발목이나 발등을 포개어 발꿈치 위에 앉고, 양손은 각각의 무릎에 엄지손가락이 밖을 향하게 하여 붙잡습니다.
- 혀를 길게 턱 아래쪽으로 내밀면서 눈을 최대한 부릅떠 코끝 또는, 눈썹 사이 미간을 바라봅니다.
- 코를 통하여 숨을 깊이 들이마신 후, 뱃속에서부터 뿜어져 나오는 '카' 소리와 함께 강하게 숨을 토해냅니다.
- 한 자세에서 3회 정도 반복하고, 다리를 풀어 바꾸어 다시 3회 정도 반복한 후 손을 거둬들이고 다리를 펴 처음 자세로 돌아갑니다.

자세의 변화

- 턱을 가슴으로 낮추는 목 수축Jalandhara-bandha을 병행할 수 있습니다.
- 연이어 혀를 연구개軟口蓋 깊이 말아 올리는 케차리–무드라Kechari-mudra나 시선을 미간에 고정시키고 집중하는 샴바비–무드라Shambhavi-mudra를 실행합니다.

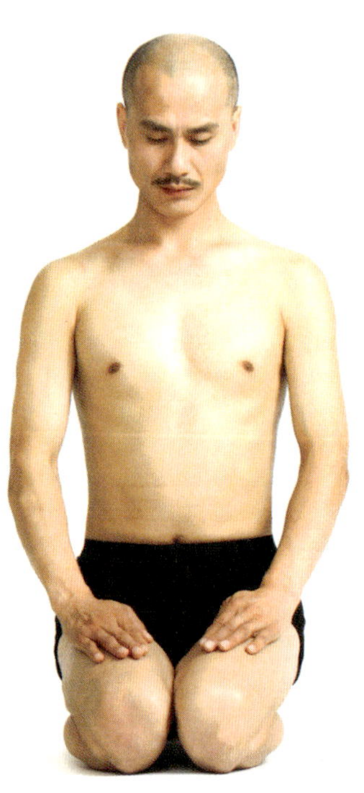

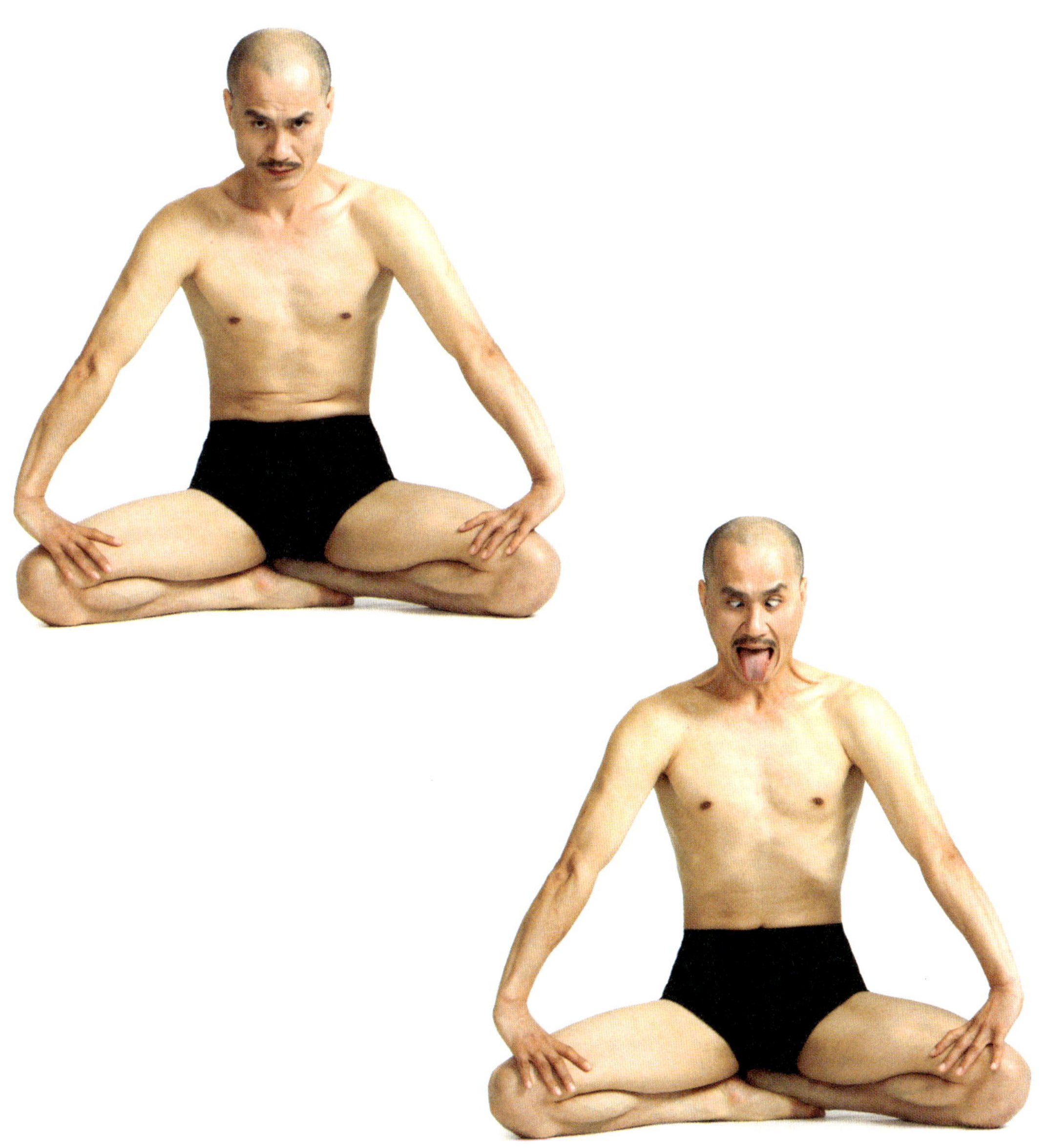

🌞 자세의 효과

이 자세의 실행은 침체된 느낌을 밝게 깨우고, 목을 비롯한 안면부위의 긴장이 이완되어 이 부위들과 관련된 각종 질병을 예방하고 완화합니다. 가슴과 횡격막을 확장하여 산소공급을 높이고 혈액과 내분비계의 순환을 순조롭게 합니다.

요가 수행으로 목 부위의 비슈디-차크라Vishuddhi-cakra와 미간의 아즈나-차크라Ajna-cakra에 의식을 집중할 때 잡념은 사라지고 내면으로부터 정화된 깊은 의식을 경험하게 됩니다.

황소牛 자세 Vrishasana

- 두 다리를 가지런히 펴고 앉습니다.
- 왼쪽 다리를 뒤로 구부려 발뒤꿈치를 항문 아래에 두어 누르고, 오른쪽 다리는 구부려 왼쪽 무릎 위에 겹쳐 발뒤꿈치가 왼쪽 엉덩이 바깥쪽에 오도록 합니다.
- 양손은 무릎 위에 겹쳐 올려두고, 상체를 바르게 세운 상태에서 눈을 감습니다.
- 다리를 바꾸어 실행합니다.

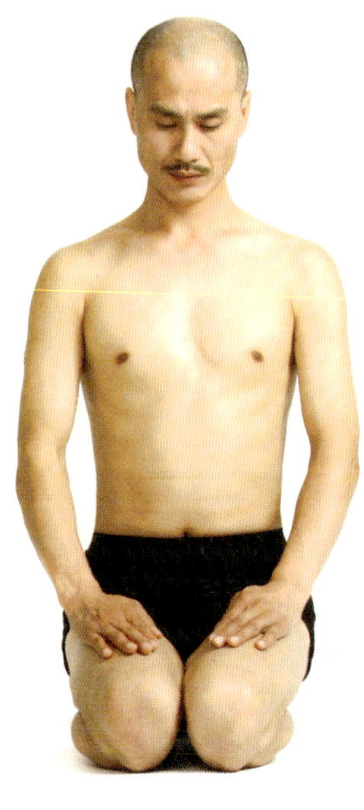

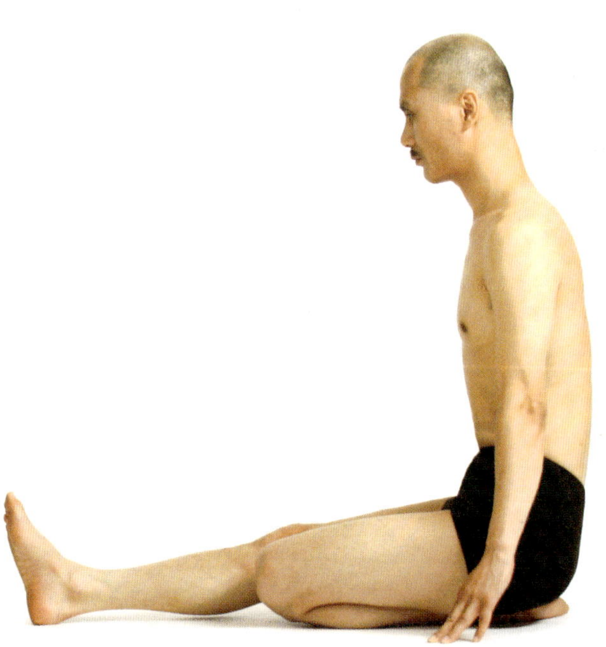

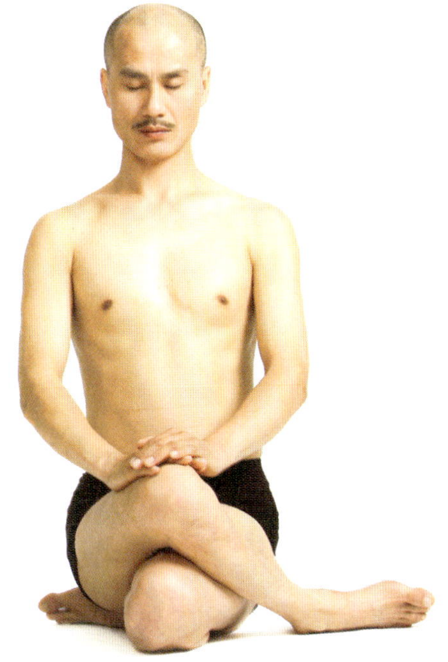

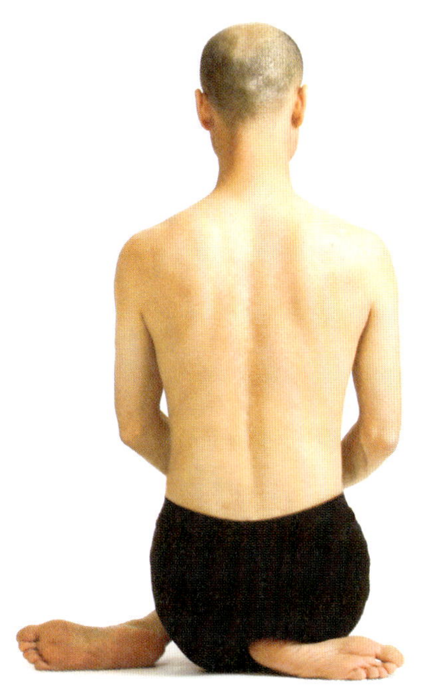

🌞 자세의 효과

마음을 고요하게 가라앉히고 자연스런 호흡으로 깊은
내면의 침묵을 경험합니다. (G.S 2/38)

- '연화좌Padmasana'를 취하고 가슴 앞에 합장합니다.
- 상체를 바르게 세워 모은 손끝을 느릿하게 정수리 위에 두었다가 높이 치켜 올립니다.
- 팔꿈치를 펴서 눈을 지그시 감고 자연스런 호흡으로 멈춘 자세를 유지하고 명상합니다.
- 눈을 떠서 천천히 처음의 자세로 되돌린 후 자세를 풀어 휴식합니다.

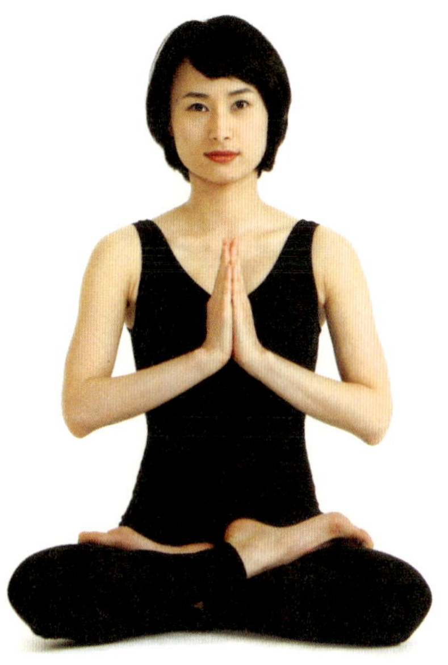

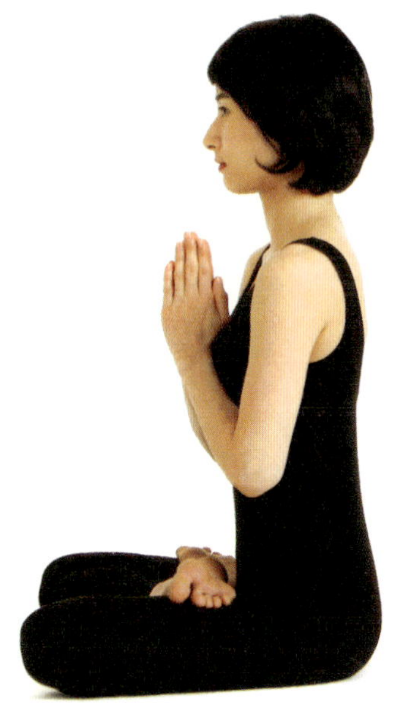

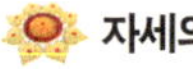 **자세의 효과**

목과 어깨의 긴장을 풀어주며, 늑골과 흉부 근육을 펴줌
으로써 호흡기 기능을 좋게 합니다.

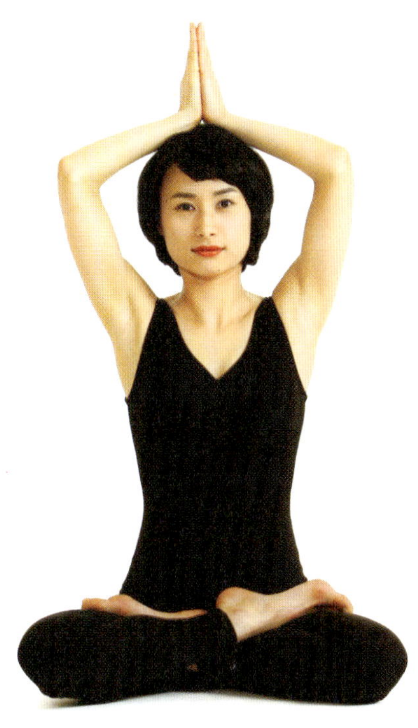

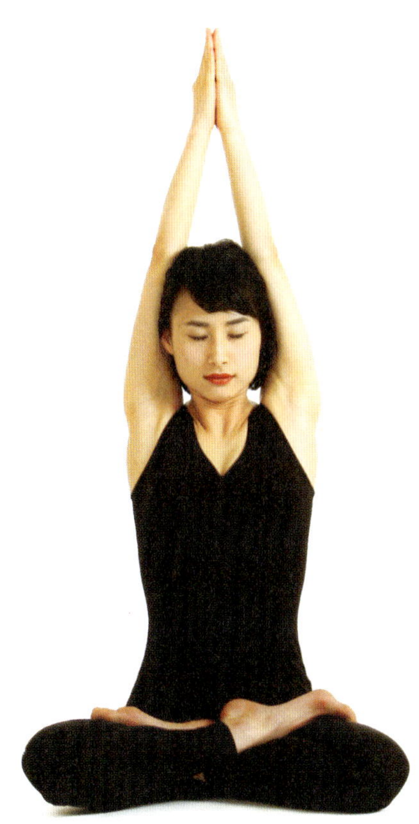

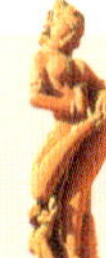
참고
인도신화에서 파르바티Parvati는 시바Siva신의 배우자이자 히말라야의 딸로 묘사됩니다. 거대한 설산을 닮은 이 자세는 신령스러운 산의 여신과 교감하여 하나가 되는 것을 의미합니다.

- 양 다리를 뒤로 접어 무릎 꿇고 앉는 금강의 자세Vajrasana를 취합니다.
- 엉덩이 뒤쪽에서 손가락을 깍지 끼워 마주잡아 천천히 엉덩이 아래 바닥으로 끌어내리며 가슴을 앞으로 내밀고, 머리는 뒤로 젖힙니다.
- 깍지 낀 손을 바닥에서 떼어 머리를 바로한 후 천천히 상체를 앞으로 낮추어 가슴은 무릎에, 이마는 바닥에 붙입니다.
- 느릿하게 엉덩이를 위로 들어 올리며 깍지 낀 손을 위로 들어 올려 머리 쪽으로 밀고, 바닥에 댄 이마를 정수리 쪽으로 굴립니다.
- 천천히 손과 엉덩이를 낮추고 다시 머리를 굴려서 상체를 바로 세웁니다.

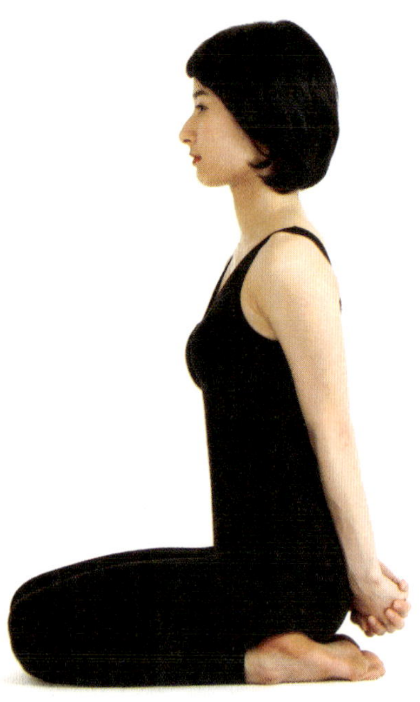

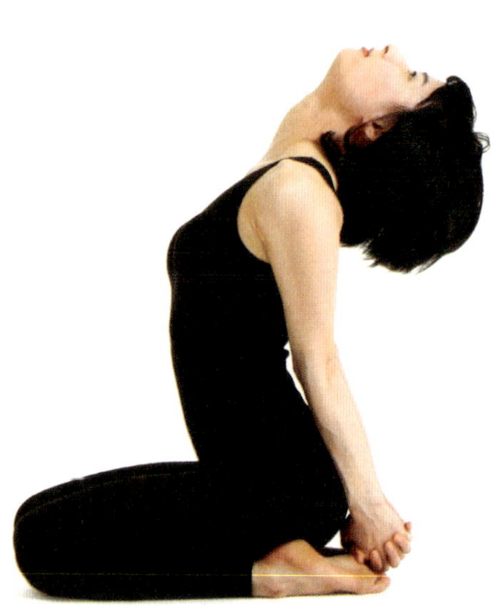

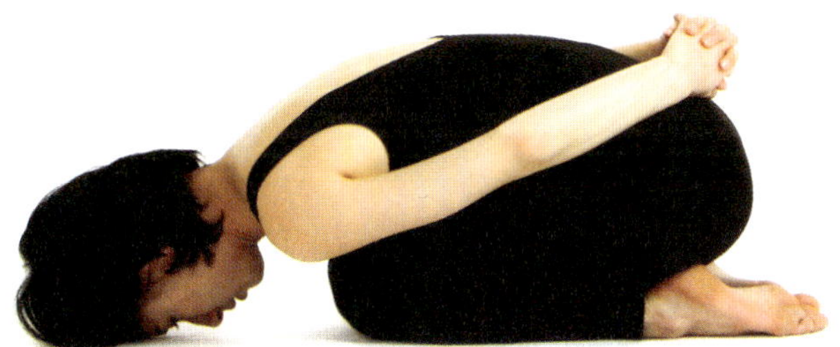

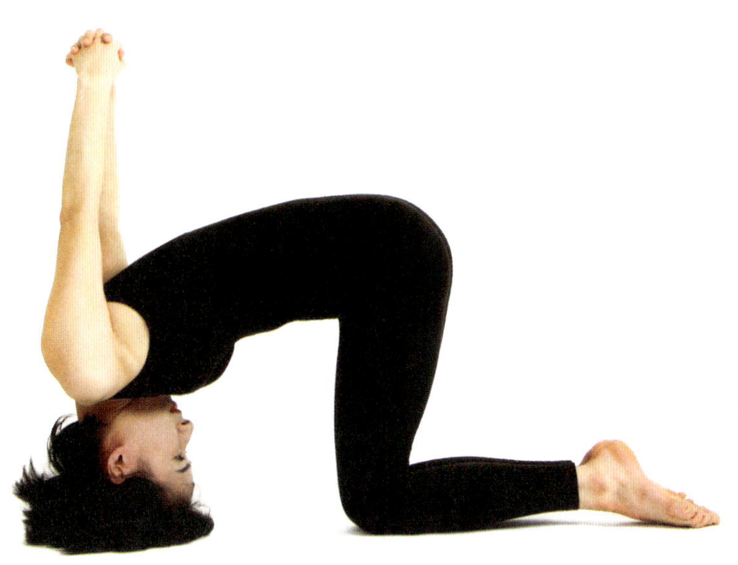

🌀 유의할 점

혈압이 높은 사람들에게는 무리가 따를 수 있으며, 목의
경추에 강한 자극이 되어 압박감이 크게 될 수도 있기
때문에 경추에 이상이 있는 사람은 하지 않아야 합니다.

☀ 자세의 효과

부드러운 느낌으로 느릿하게 자세를 실행함으로써 척주
신경을 자극하고 가슴과 등 근육의 긴장을 풀어 몸을 쾌
적하게 합니다. 혈액순환을 순조롭게 하는 데도 좋은 자
세입니다.

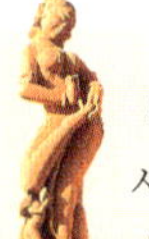

참고

사상카Shashanka는 인도 고대로부터 내려
온 전승설화의 '달의 토끼'를 의미하는
범어梵語 : Sanskrit로, 산골짜기의 토끼와 같은 고
요하고 평화로운 모습을 상징합니다.

- 팔과 무릎이 직각이 되게 하여 엎드리고, 바닥을 짚은 손과 무릎을 어깨너비로 열어놓습니다.
- 엉덩이를 왼쪽 뒤로 빼면서 낮추고, 고개는 앞으로 내밀며 느릿하게 오른쪽으로 돌려 낮춥니다.
- 시선이나 턱, 어깨, 배꼽 등 각각 바닥에 가상의 원을 그리며 돌리기를 몇 차례 반복한 후, 반대편을 같은 순서로 실행하고 나서 엎드려 휴식합니다.

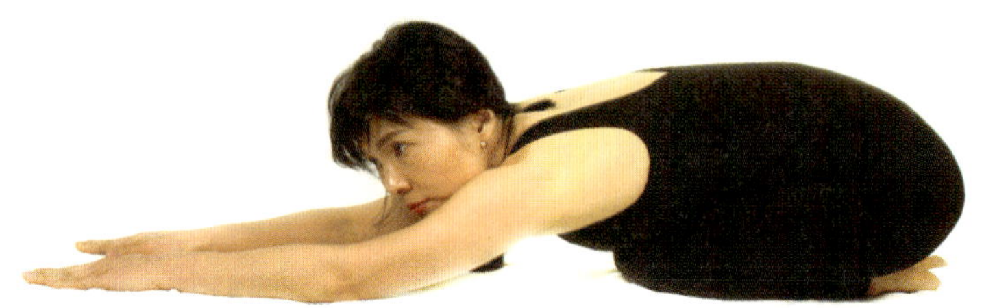

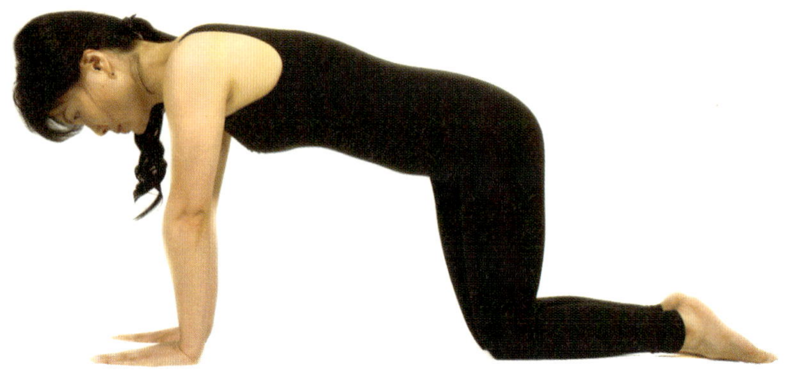

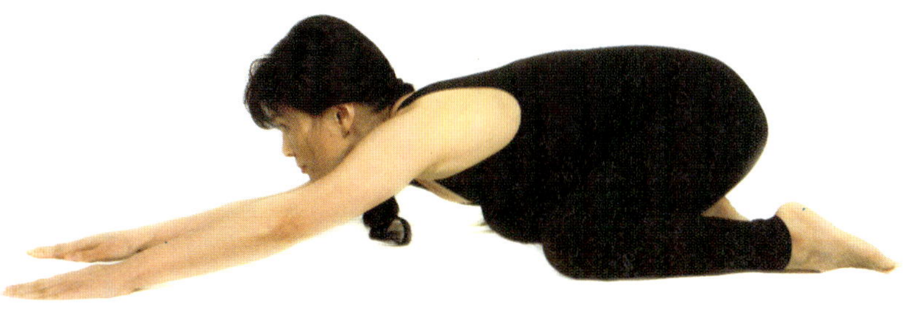

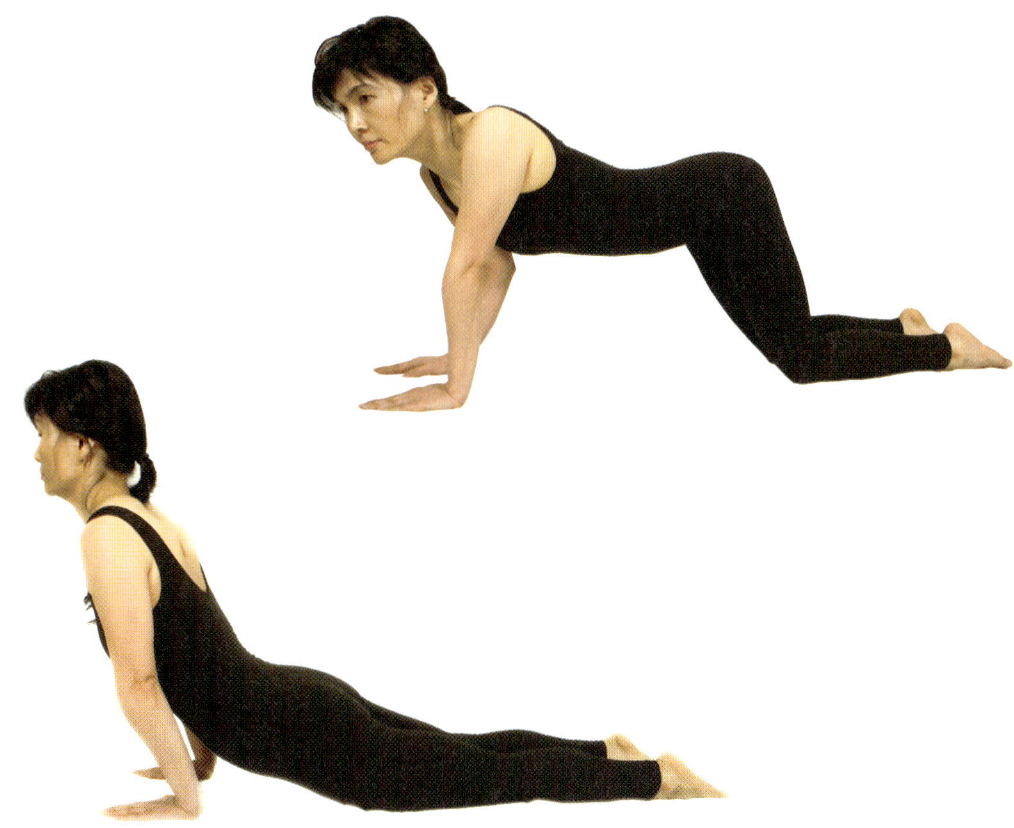

🌑 유의할 점

진행하는 동안 팔꿈치가 구부러지지 않도록 하고, 가능
한 크게 상체를 회전시킵니다.

☀️ 자세의 효과

손목, 팔꿈치, 어깨, 목, 허리, 고관절, 무릎 등 신체 대
부분의 관절들을 자극하여 유연하게 합니다. 복부 기관
의 기능을 도우며, 근육의 위축을 풀어 자신감 있는 의
지력을 갖게 합니다.

고양이猫 자세 3 Majari-asana

- 금강좌로 앉아 앞쪽 바닥에 손을 짚은 후, 무릎은 어깨너비로 열어 팔과 직각이 되게 합니다.
- 두 손을 멀리 밀며 엉덩이는 치켜든 채 턱과 가슴이 바닥에 닿게 합니다.
- 팔꿈치가 구부러지지 않게 해야 하며, 무릎은 반드시 바닥과 직각을 유지하고, 간격은 어깨너비를 유지합니다.
- 충분한 시간 동안 멈추었다가, 몸 전체를 바닥으로 낮추어 엎드립니다.
- 한쪽 방향으로 고개를 돌린 후 같은 방향의 팔과 다리를 접어 휴식Matsya-Kridasana 합니다.

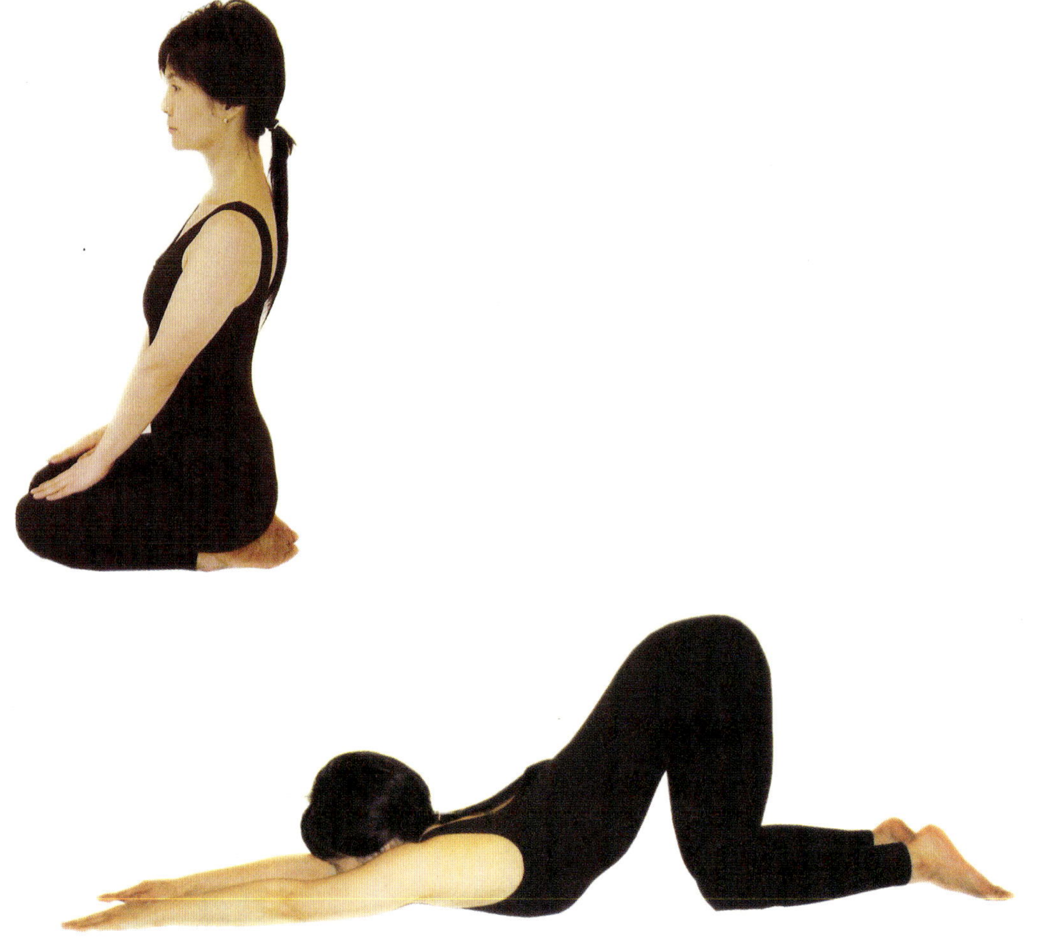

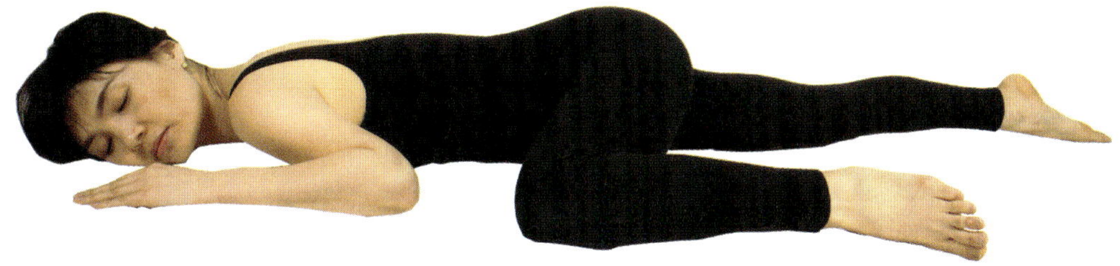

✺ 유의할 점

고혈압의 경우에는 실행하지 않아야 합니다.

🌞 자세의 효과

어깨와 견갑골의 긴장을 해소하고 척추의 배열을 바르
게 하며, 대장에 고인 가스를 배출시킵니다. 횡격막에
탄력을 주며, 폐와 심장을 튼튼하게 하고 혈액순환을 원
활하게 하는 데 탁월한 자세입니다.

호랑이虎 자세 Vyaghrasana

- 금강좌Vajrasana에서 손을 앞에 짚고 다리와 팔을 직각으로 세우며, 등과 머리는 바닥과 평행을 유지합니다.
- 무릎은 나란히 세워 서로 떨어지지 않게 붙여둡니다.
- 오른쪽 무릎을 구부린 상태 그대로 느릿하게 위로 들어 올리고 머리도 뒤로 젖힙니다.
- 천천히 무릎을 펴서 왼쪽으로 발끝을 밀어 올린 후 고개는 뒤로 돌려 발끝을 바라봅니다.
- 다시 가운데로 머리와 다리를 되돌리고 무릎을 접어내려 턱이나 이마에 가까이 붙이면서 등을 위로 동그랗게 밀어 올립니다. 반대쪽의 다리를 같은 순서와 방법으로 실행합니다.
- 의식은 단전 부위인 스와디스타나-차크라Swadhisthana-cakra에 집중하고 호흡은 자연스럽게 유지합니다.

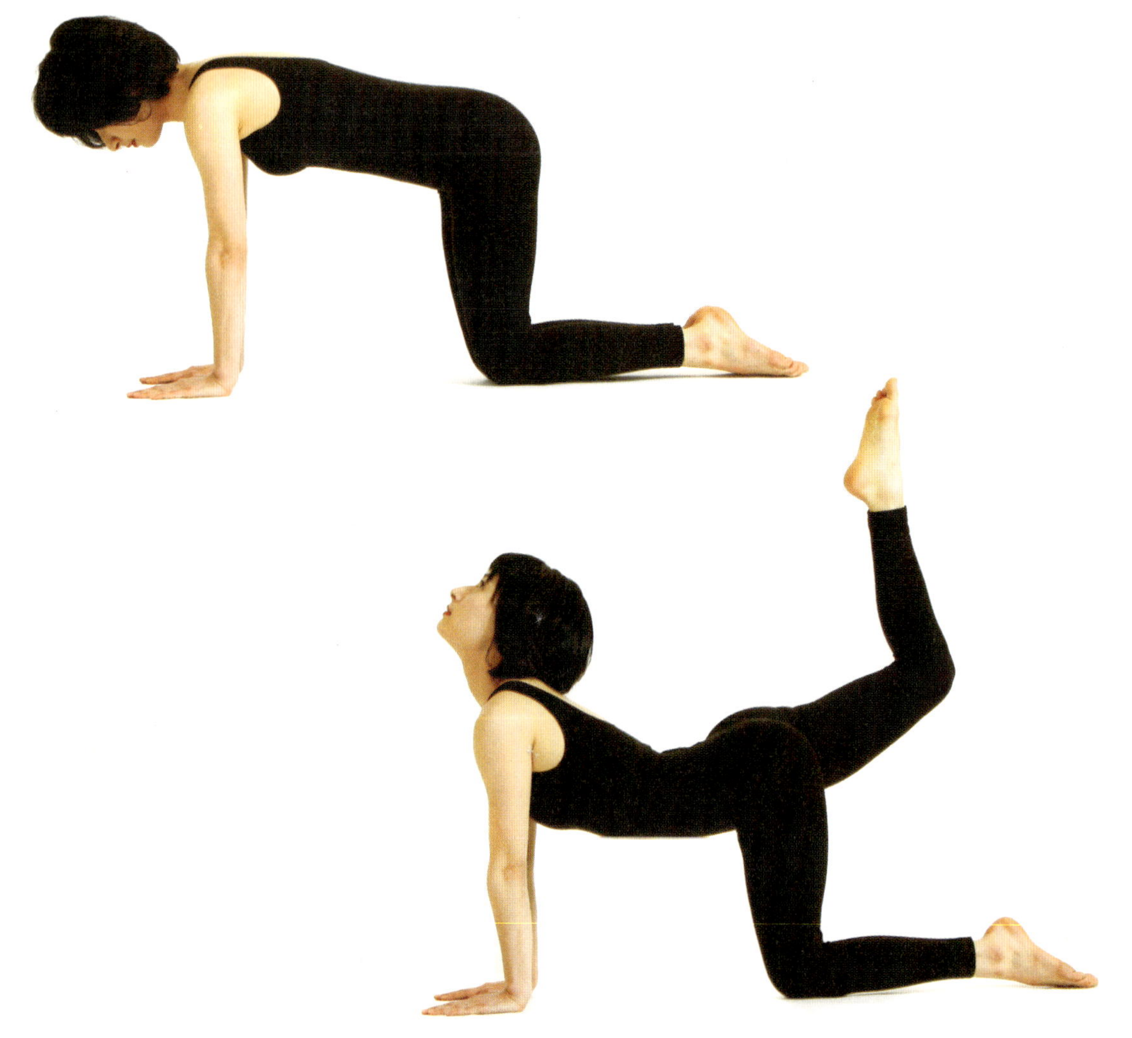

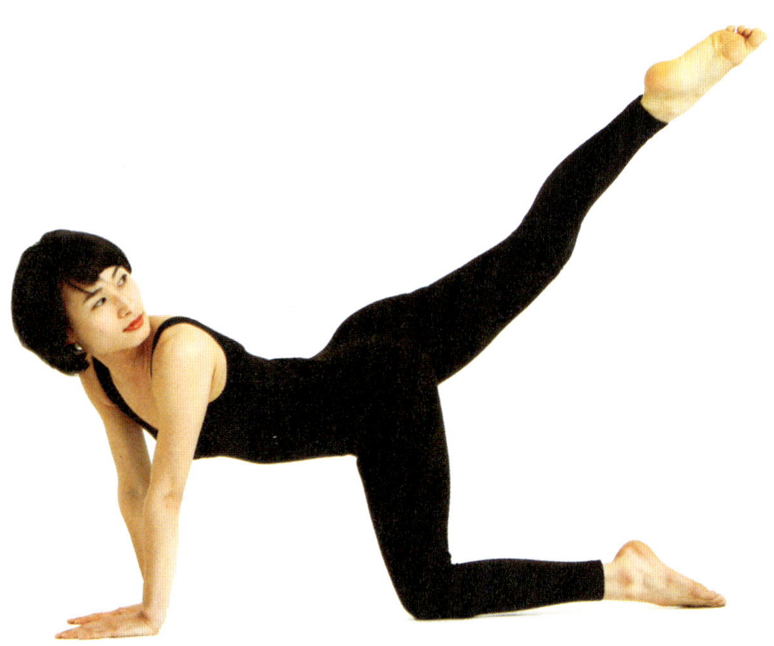

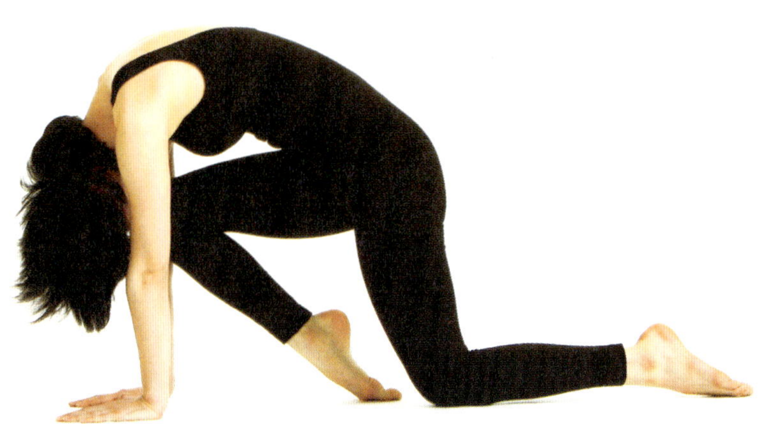

🌞 자세의 효과

척주를 구부리고 펴는 과정에서 등 근육을 고르게 하고 척추 신경을 안정시킵니다. 좌골신경통을 비롯한 골반과 고관절의 이상을 개선하고, 복근의 강화로 복압이 높아져 소화와 혈액순환을 순조롭게 합니다.

여성의 생식기능에 관여하는 여러 기관들에 적절한 자극을 주어 울혈과 긴장을 풀어줍니다. 외적으로는 엉덩이와 허벅지의 군살을 제거하여 균형 있는 몸을 만들어 주는 효과가 있습니다.

몸에 긴장을 주지 않으면서 부드러운 느낌으로 실행하되, 잠에서 깨어난 호랑이의 기지개를 연상하며 유연함 속에서 힘찬 느낌을 찾아봅니다.

- 금강좌Vajrasana에서 엉덩이를 들고 무릎으로 서서 두 손을 어깨 높이로 들어 올립니다.
- 가슴을 앞으로 내밀면서 머리는 뒤로 젖히고, 한 팔을 뒤로 넘겨 발꿈치를 붙잡고 다른 팔도 뒤로 넘겨 같은 방향의 발꿈치를 붙잡습니다.
- 허벅지는 직각이 되도록 유지하고, 가능한 범위까지 상체를 뒤로 젖히며 골반과 복부는 앞으로 내밀어 고정된 자세를 잠시 유지합니다.
- 천천히 한 팔씩 앞으로 휘돌려 돌아오며 상체를 세웁니다.
- 호흡을 자연스럽게 유지하면서 의식은 단전 부위의 스와디스타나-차크라Swadhisthana-cakra, 또는 목의 비슈다-차크라Vishuddhi-cakra에 둡니다.

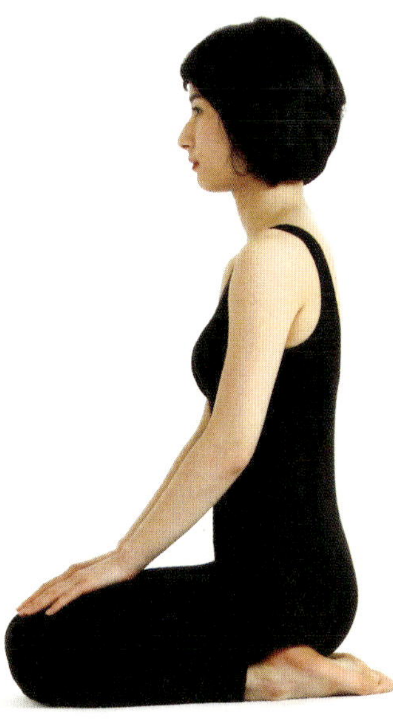

✳ 유의할 점

골반이나 요추에 관련된 심각한 질환이 있는 경우나, 목 부위의 갑상선에 문제가 있는 경우에는 전문가의 조언을 바탕으로 실행 여부를 결정합니다. 몸이 유연하지 않은 상대에서 무리하게 자세를 취하지 않도록 합니다.

✸ 자세의 효과

소화 및 생식기계에 유용한 자세로서 변비증을 완화하고 등 근육과 척주를 탄력 있고 튼튼하게 합니다. 갑상선에 강한 자극을 주어 물질대사를 조율합니다.

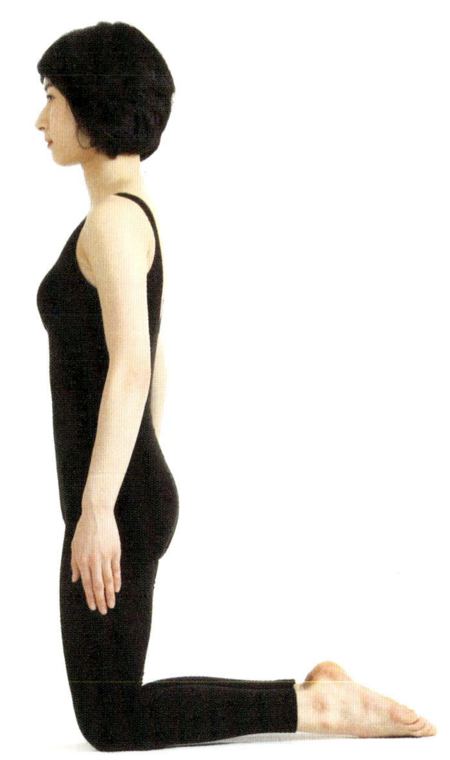

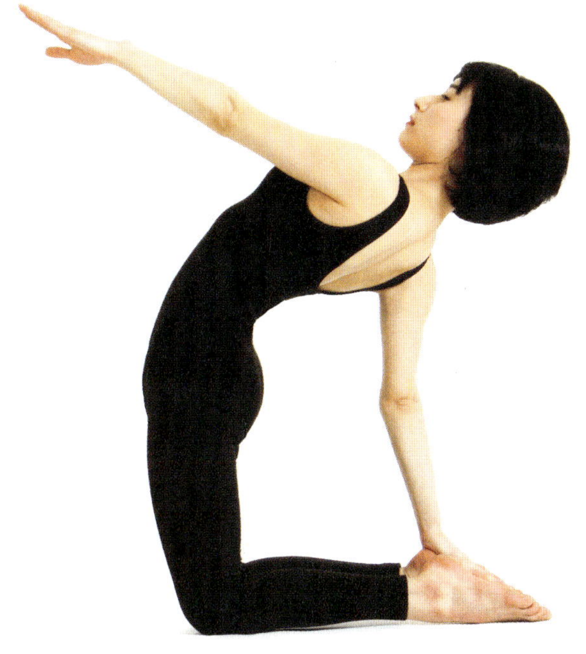

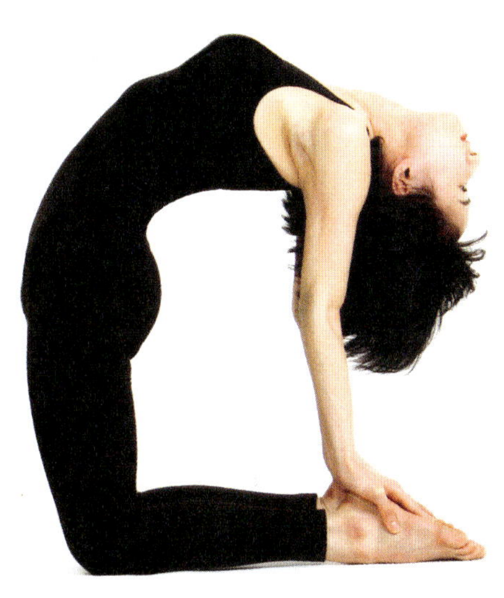

참고

보편적으로 현재는 위와 같은 자세를 낙타자세Ustrasana로 부르고 실행하지만 전통 하타–요가 교전인 게란다–상히타Gheranda-samhita에서는 이 자세를 다르게 설명합니다. "배를 바닥에 대고 엎드려 두 다리를 뒤로 접어 교차한 발목을 손으로 잡고, 입과 복부를 강하게 수축시킨다. 현자賢者들은 이를 우스트라사나Ustrasana라 한다." (G.S 2/41)

빗장 자세 Parighasana

- 문을 잠글 때 거는 빗장을 연상시키는 자세입니다.
- 금강좌Vajrasana에서 엉덩이를 들어 무릎으로 섭니다.
- 왼쪽 무릎과 몸통은 나란히 고정하고, 오른쪽 다리를 옆으로 곧게 뻗습니다.
- 양팔을 어깨높이로 들어 올린 후 오른 팔을 내려 뻗은 다리에 붙입니다.
- 이어 왼팔을 왼쪽 귀 가까이 올린 후 상체를 오른쪽으로 구부려 손바닥이 서로 닿게 합니다.
- 자세의 진행과정의 반대로 되돌린 후 발을 바꾸어 같은 방법과 순서로 반대편을 실행합니다.

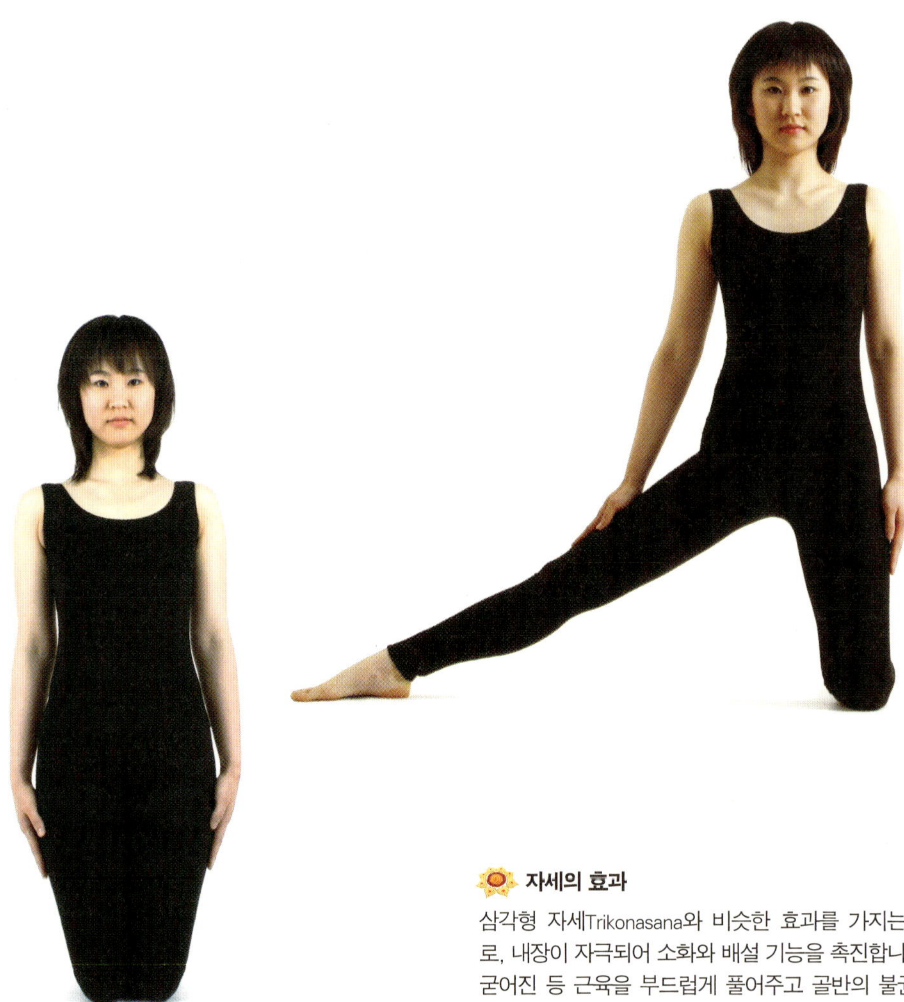

☀ 자세의 효과

삼각형 자세Trikonasana와 비슷한 효과를 가지는 자세로, 내장이 자극되어 소화와 배설 기능을 촉진합니다. 굳어진 등 근육을 부드럽게 풀어주고 골반의 불균형을 교정하며 척추의 배열을 고르게 합니다.

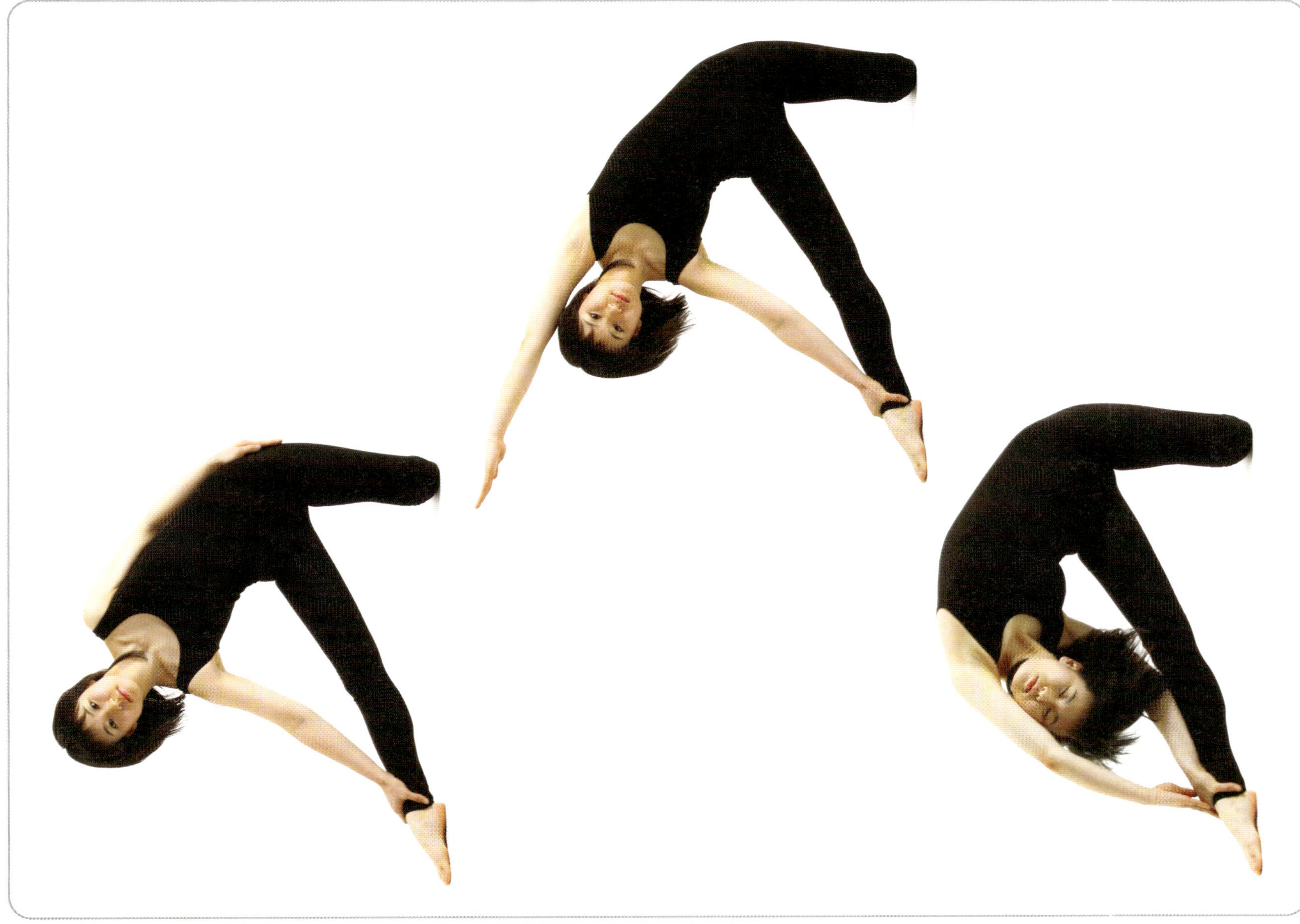

비둘기鳩 자세 Kapotasana

- 두 다리를 가지런히 펴고 앉습니다.
- 오른쪽 다리를 구부려 발뒤꿈치가 허벅지 안쪽에 오도록 접고 왼쪽 다리는 위로 뻗습니다.
- 몸이 오른쪽 무릎으로 향하게 한 상태에서 양손을 무릎이나 허벅지 위에 겹쳐 놓습니다.
- 가슴을 최대한 앞으로 내밀면서 양 어깨를 낮추어 머리를 뒤로 넘깁니다.
- 눈을 감은 채 자연스럽게 호흡하며 자세를 유지한 후, 눈을 떠서 느릿하게 처음의 자세로 돌아옵니다.
- 같은 방법과 순서로 다리를 바꾸어 실행합니다.

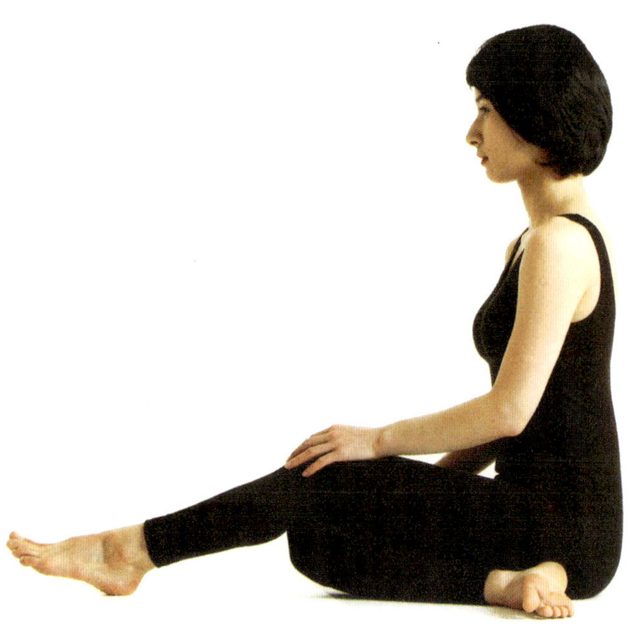

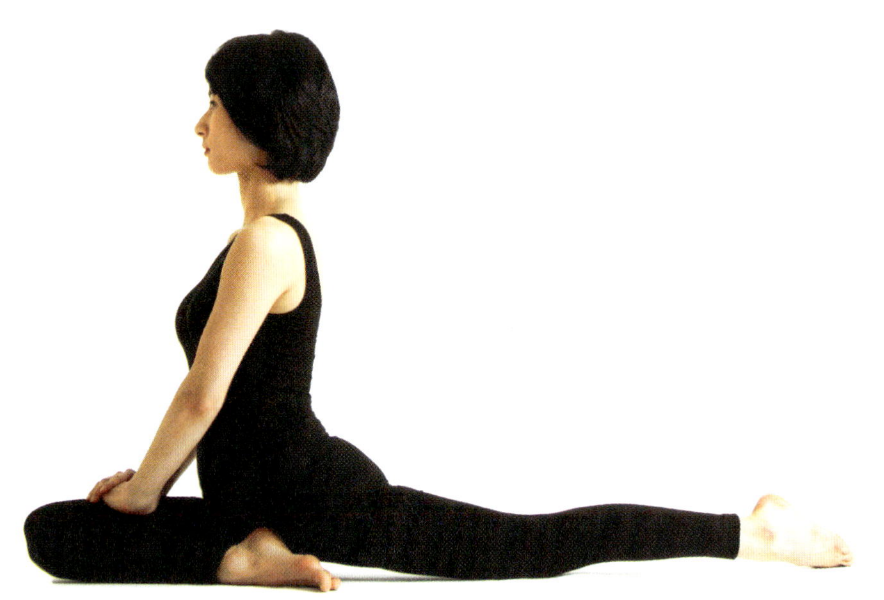

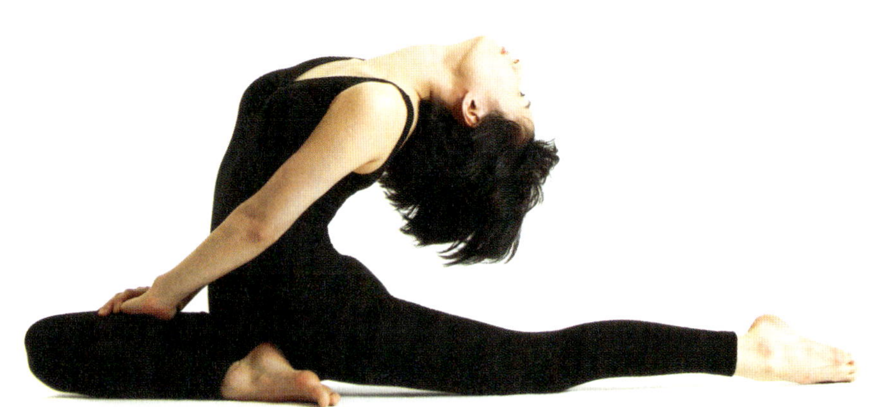

🌸 자세의 효과

요추와 허리에 탄력을 주어 전신을 활기 있게 합니다.
비뇨기 및 생식기계의 문제들을 개선하며, 순조로운 혈
액순환과 내분비계의 안정에도 도움이 됩니다.

기지개 켜는 개狗의 자세 Adho-Mukha-Svanasana

- 금강좌Vajrasana에서 두 손은 조금 멀리 앞의 바닥을 짚고, 엉덩이는 위로 들어 올리며 무릎을 폅니다.
- 발뒤꿈치가 바닥에 닿으면 가슴을 깊숙이 끌어내려 이마를 바닥에 붙게 합니다.

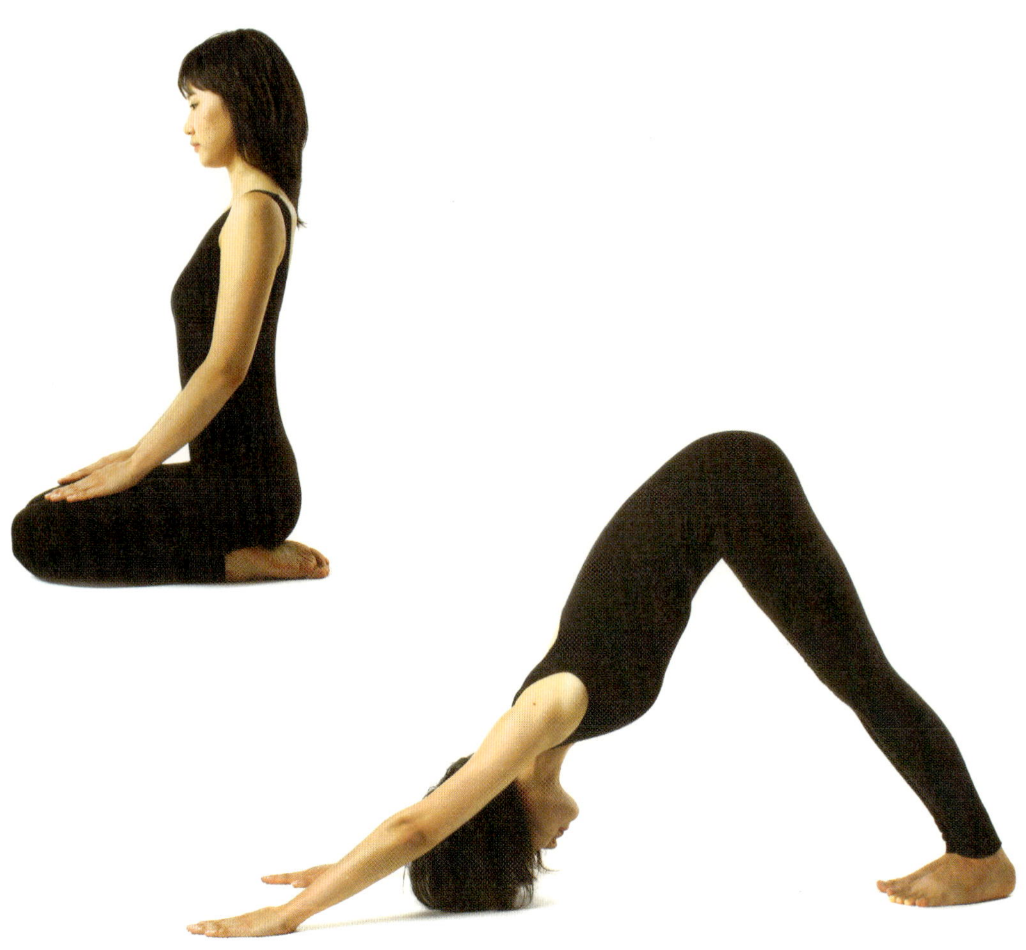

유의할 점

팔은 어깨너비로 열고, 발뒤꿈치가 들리지 않게 합니다. 팔꿈치와 무릎을 편 상태에서 이마가 바닥에 닿을 수 있도록 가슴 부위를 아래쪽으로 낮춥니다.

자세의 효과

개가 기지개 켜는 모습을 연상케 하는 이 자세는, 상체를 낮추어 늘림으로써 무기력과 피로감을 제거하고 전신에 새로운 활력을 줍니다. 심장에 무리를 주지 않으면서 혈액을 상체로 흘러보내 머리를 맑게 합니다.

- 다리를 펴서 가지런히 모으고 앉은 후, 왼발을 구부려 오른쪽 허벅지 안쪽으로 깊이 밀어 넣습니다.
- 왼발의 뒤꿈치가 오른쪽 엉덩이 바깥쪽 가까이 붙게 하고 오른 발을 구부려 그 위에 올려놓아, 양 무릎이 나란히 포개어지도록 합니다.
- 왼팔을 접어 등 뒤로 보내 손등을 최대한 위로 밀어 올립니다.
- 오른 팔을 위로 들어 올린 후 팔꿈치를 접어 등 뒤에서 양손을 맞잡습니다.
- 포개어진 양 무릎과 가슴, 턱의 선이 일직선을 이루게 하고, 오른쪽 팔꿈치는 귀 옆에 가까이 세운 상태에서 눈을 감습니다.
- 아무런 생각이나 연상도 없이 숨을 자연스럽게 유지하며 내면의 고요한 침묵으로 몰입합니다.
- 자세를 실행했던 역순으로, 먼저 눈을 떠서 오른팔을 내리고 왼팔을 내린 다음 오른쪽 다리를 풀고 왼쪽 다리를 펴서 돌아옵니다.
- 반대쪽의 다리와 손도 같은 방법으로 천천히 실행합니다.

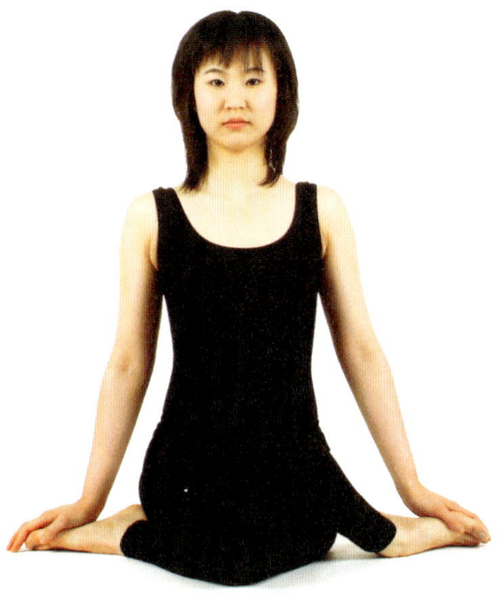 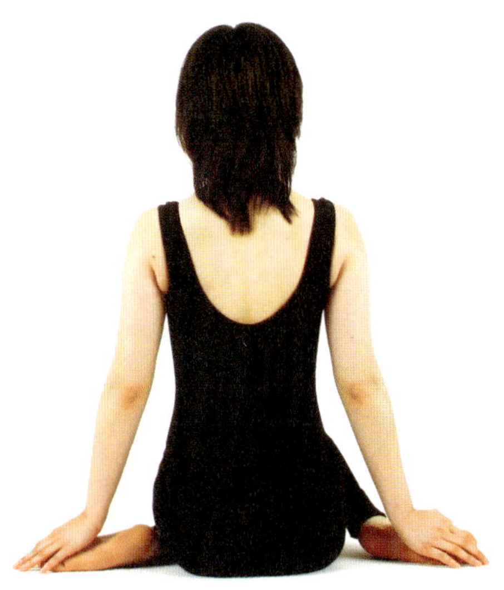

🌞 자세의 효과

이 자세는 산란한 마음을 가라앉히고 정신적 긴장을 해소하는 매우 우수한 명상의 자세로 추천됩니다. 육체적인 면에서는 췌장과 신장을 자극하여 만성 당뇨질환을 완화하고, 어깨와 목의 긴장으로 인한 근육의 경직을 해소함으로써 상체의 혈액 순환을 원활하게 합니다.

가슴을 확장함으로써 호흡기능이 높아지고, 하체의 울혈과 경직을 풀어 국소부위의 경련을 방지하며, 요통, 좌골 신경통, 류머티즘을 완화 또는 개선합니다.

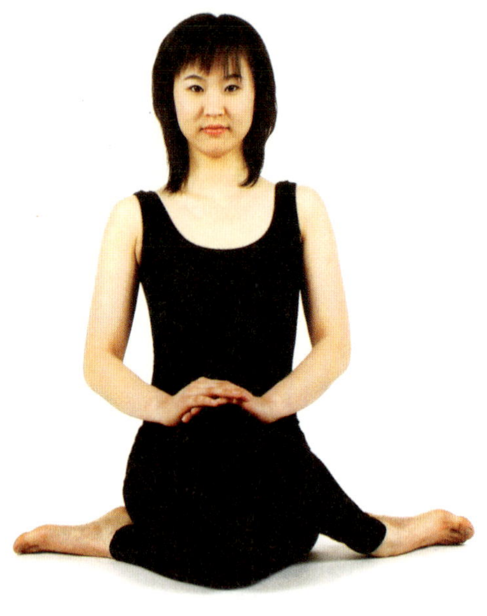 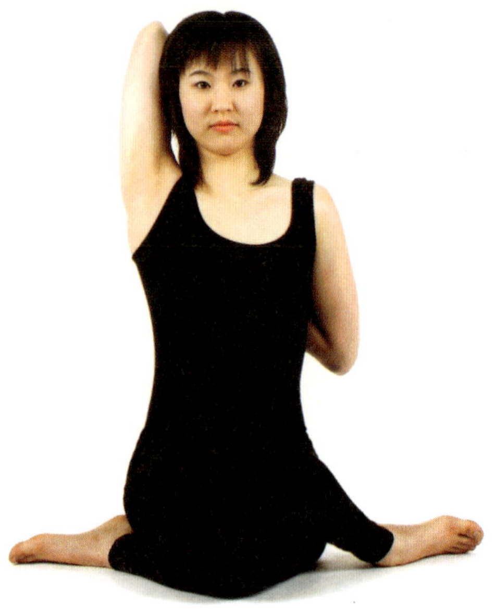

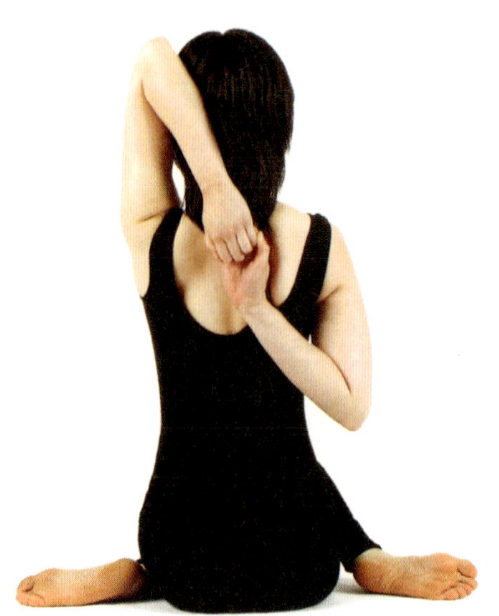 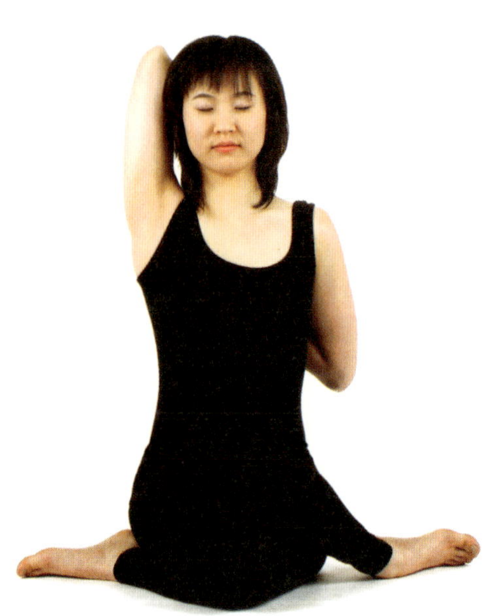

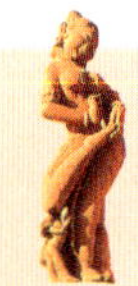

참고

고무카Gomukha는 '암소의 얼굴' 이라는 의미를 가지며, 접힌 다리 모양이 마치 소의 얼굴을 닮았다 해서 붙여진 이름입니다. 편안한 마음을 갖게 하는 전통적인 명상자세 중의 하나입니다. (H.P 1/20, G.S 2/16)

상체를 앞으로 숙이는 자세

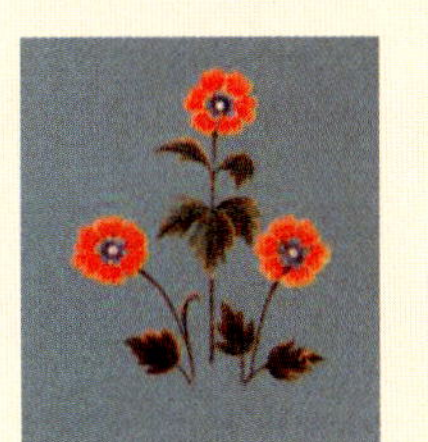

현대인들은 운동량이 적고 장시간을 앉아서 생활하기 때문에 상체를 뒤로 젖히는 것은 물론이고 앞으로 숙이는 자세도 하기 어려울 만치 온몸의 근육이 굳어 있는 경우가 많습니다. 몸의 경직상태는 꼭 신체적인 습관에만 있는 것이 아니라 정신적인 긴장과도 밀접한 관련이 있습니다.

사람의 얼굴은 앞을 향해 있습니다. 따라서 눈으로 확인할 수 있는 전방에는 비교적 자유로울 수 있으나 후방에 대해선 그렇지 못합니다. 몸을 돌려 확인이 되기까지는 무방비 상태에 놓이게 되는 것입니다. 이러한 시선의 사각지대는 공간에 대한 두려움을 낳고 정신을 긴장하게 만드는 원인이 됩니다. 이에 따라 등의 근육은 무의식적으로 굳어지게 되는데, 상체를 앞으로 숙이는 자세들은 이러한 경직을 푸는 데 유용합니다.

앞으로 상체를 낮추는 자세들은 척주를 늘려 신경을 자극하며, 골격을 바르게 배열시킴으로써 온몸을 활기 있게 만들어줍니다. 혈액 순환에도 깊은 영향을 미쳐 특히 두뇌 활동을 활발하게 합니다. 또한 하체의 인대근육들을 늘려 유연하게 하며 간장이나 신장, 췌장 등의 기능을 향상시켜 줍니다.

앞으로 숙일 때에는 허리가 아니라 엉덩이에서부터 시작하여 깊이 숙이도록 합니다. 이렇게 깊이 숙여야만 자세를 더욱 유연하게 하고 복부에 강한 압력을 줄 수 있게 됩니다. 그러나 처음부터 몸이 견딜 수 있는 한도 이상으로 무리하게 구부리려고 해서는 안 됩니다. 오히려 근육은 편안한 상태를 유지하도록 하고 중력과 호흡에 의해 자연스럽게 자세가 이루어지도록 해야 합니다. 서서히 규칙적으로 반복하다보면 아무리 뻣뻣한 등이라도 쉽게 구부릴 수 있게 됩니다.

요통이나 척추 부위의 수술 등으로 통증을 겪고 있는 경우는 전문의와 상담하여 의견을 듣고 난후 자세들을 실행하도록 합니다.

엎드린 거북이 자세 Kurmasana

- 다리를 곧게 펴고 앉습니다.
- 두 다리를 약간 구부려 어깨너비로 열고 상체는 앞으로 숙여서 각각의 다리 무릎 안쪽에 어깨가 들어갈 정도로 깊이 팔을 밀어 넣습니다.
- 이마를 바닥에 붙이고, 두 손은 엉덩이 뒤쪽에 두거나 엉덩이를 감쌉니다.
- 긴장을 풀어 호흡을 자연스럽게 유지하면서 충분한 시간 동안 정지 자세를 유지합니다.
- 느릿하게 상체를 일으켜 팔을 하나씩 빼내어 되돌린 후 사바사나Savasana로 휴식합니다.

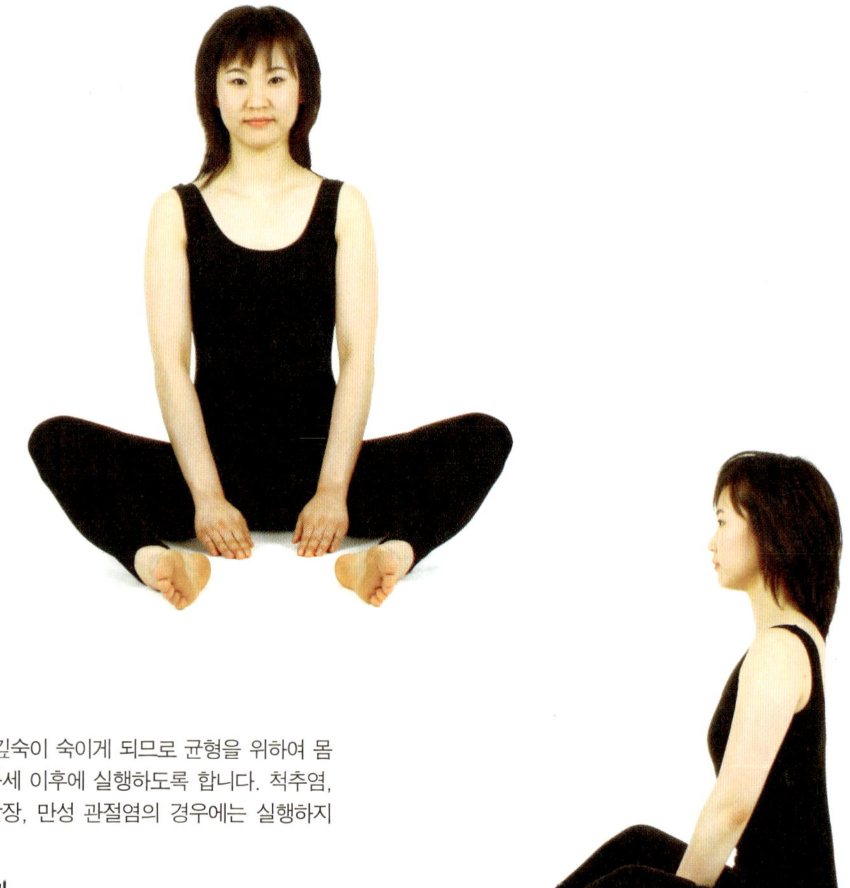

✺ 유의할 점

상체를 앞으로 깊숙이 숙이게 되므로 균형을 위하여 몸을 뒤로 젖힌 자세 이후에 실행하도록 합니다. 척추염, 좌골 신경통, 탈장, 만성 관절염의 경우에는 실행하지 않아야 합니다.

✺ 자세의 효과

복부기관들을 자극하여 위장질환, 변비증, 당뇨병 등을 개선합니다. 척추신경을 안정시켜 혈액 순환이 원활해지며, 육체적 긴장의 해소는 물론 흥분과 번뇌를 가라앉혀 정신적인 안정을 갖게 합니다.

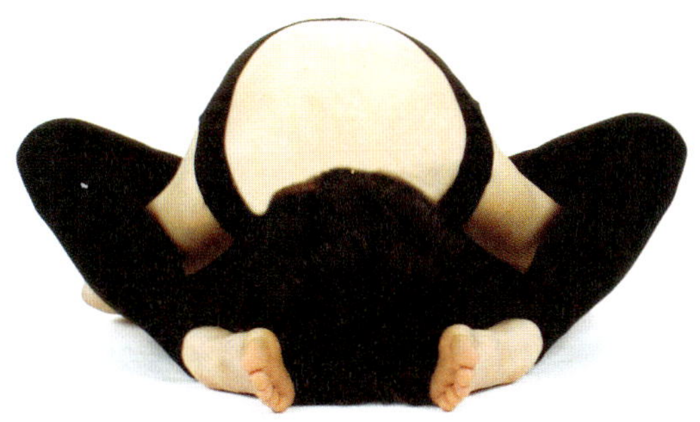

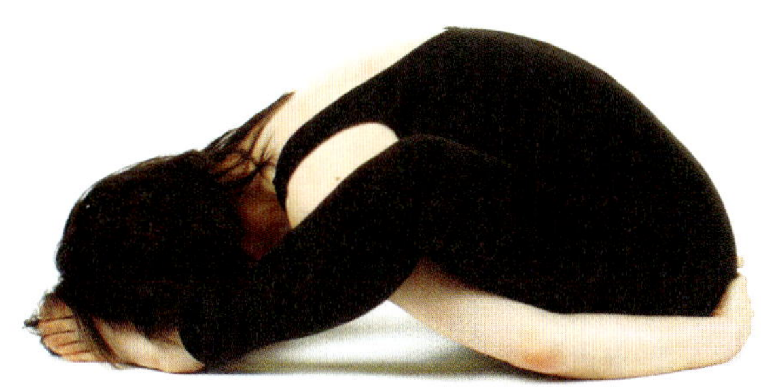

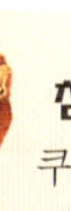
참고

쿠르마Kurma는 고대인도의 창조 신화에서 불사의 감로수를 얻기 위해 광활한 우유의 바다를 젓는 막대로 쓰인 만달라Mandala산을 떠받친 거대한 거북입니다. 이 거북은 비쉬누Vishnu신의 화신化身으로, 혼란스러운 태고의 우주에 질서를 부여하고 이를 유지하는 상징의 의미가 있습니다.

바가바드-기타Bhagavad-Gita에서는, "외부 대상으로부터 위험을 감지하게 되면 사지를 딱딱한 껍데기 속으로 밀어 넣는 거북과 같이, 요가 수행자는 대상들에 대한 감각들을 거둬들이고 내부에 의식을 고정함으로써 지혜에 도달할 수 있다."라고 서술합니다. 이 자세는 요가 수행의 여덟 단계 중 다섯 번째인 감각의 제어Pratyahara에 해당하며, 긴장된 의식을 이완시켜 정신 집중을 이루게 하는 준비자세입니다.

전통요가경전인 하타프라디피카Hathapradipika 1/22와 게란다상히타Geranda-samhita 2/32에서는 이 자세를 전혀 다른 좌법坐法으로 설명하고 있는데, 이는 상급과정에서 따로 소개합니다.

코브라 뱀 자세 Bhujangasana

- 바닥에 이마와 배를 대고 엎드려 몸을 곧게 폅니다.
- 발끝을 모아 무릎과 엉덩이를 조이고, 손바닥은 겨드랑이 높이에서 어깨너비로 열어 바닥에 댑니다.
- 팔꿈치를 세워 몸통에 붙이고 천천히 머리를 위로 들어 올립니다.
- 팔꿈치는 접은 상태 그대로 가슴을 앞으로 최대한 내밀어 상체를 활처럼 휘게 하고, 머리는 뒤로 넘겨 미간에 시선을 집중합니다.
- 손바닥을 바닥에서 잠시 떼었다가 붙이고 천천히 역순으로 되돌아옵니다.
- 자세의 진행 동안 자연스럽게 호흡하지만 정점에서는 숨을 참고 견딜 수도 있습니다.

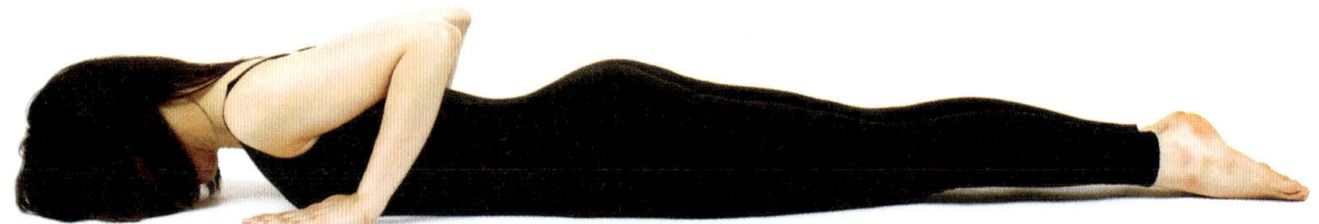

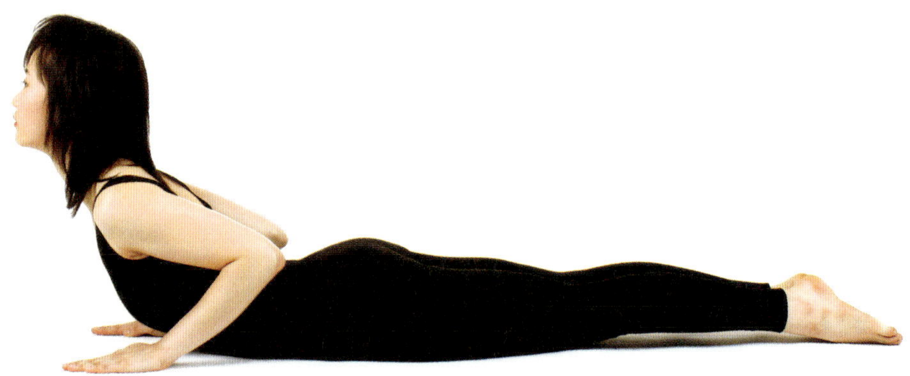

🏵 유의할 점

팔꿈치를 완전히 펴게 되면 등과 복부보다는 허리에만 압력이 집중됩니다. 따라서 팔꿈치를 펴지 않고 배꼽 부위가 바닥에 붙어 있도록 하여, 마치 잔뜩 치켜세운 코브라의 목처럼 상체를 세우도록 합니다.
위장질환, 탈장, 폐의 이상과 갑상선 항진 증세를 가진 경우에는 전문가의 조언을 들어야 하며, 가능하면 이 증상들이 해소된 후에 이 자세를 실행해야 합니다.

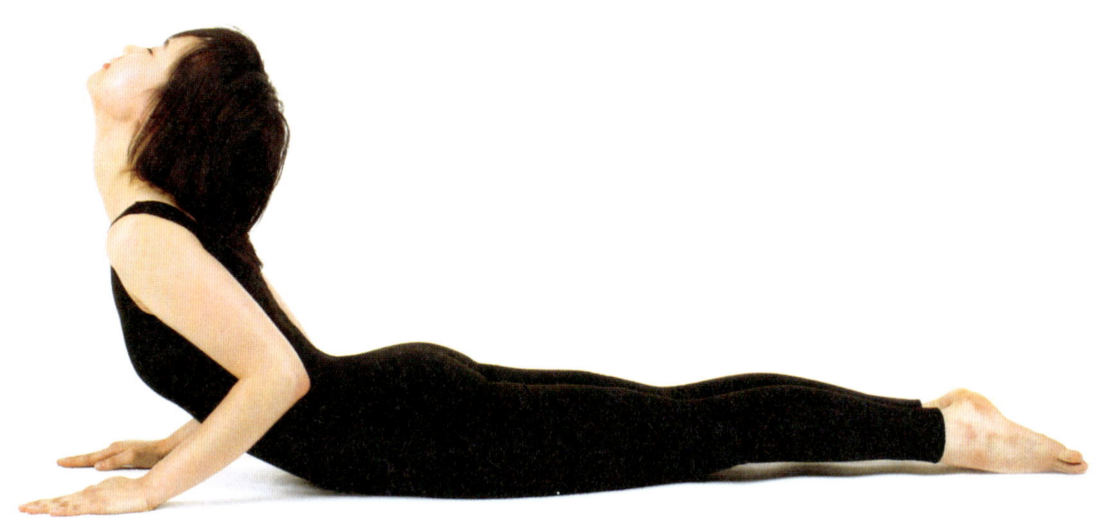

🌞 자세의 효과

흉추의 배열을 고르게 하고 허리의 이상을 바로잡아 요통이 제거됩니다. 또한 폐와 심장을 강하게 하여 혈액순환이 원활해지고, 복부의 압력이 높아져 소화와 배설 기능이 촉진됩니다.

유연하지 못한 척주는 두뇌와 신체 각 부위에 연결된 신경의 흐름을 방해합니다. 따라서 이 자세의 실행은 신경계의 흐름과 조율에 적절한 자극과 영향을 미칩니다. 여성의 불규칙한 월경과 통증을 개선하고 각종 부인병의 예방과 완화에 효과적입니다. 식욕증진, 변비개선, 간 기능의 활성화, 신장 기능 등 복부의 모든 기관들이 제 기능을 발휘할 수 있도록 유리한 조건을 만들어줍니다. 또한 부신과 갑상선의 내분비기능이 적절하게 조절됩니다.

코브라 뱀 자세Bhujangasana는 발끝과 무릎을 모아 항문 괄약근을 조임으로써 기운이 중앙으로만 흐르도록 유도합니다. 회음부의 물라다라Muladhara, 단전 부위의 스와디스타나Swadhisthana, 복부에 압력을 증가시켜 대사 작용을 순조롭게 하는 마니푸라Manipura, 가슴을 확장시켜 심장기능과 순조로운 혈액순환을 유도하는 아나하타Anahata, 목 부위의 갑상선과 관계된 비슈다Vishuddha 등 인체의 기운氣運이 소용돌이치는 각각의 차크라Cakra를 차례로 자극함으로써 모든 내부기관의 기능들에 강한 영향을 미칩니다.

상체를 앞으로 구부린 자세 다음이나 이 자세 이후에 메뚜기 자세Shalabhasana를 실행하면 등과 허리를 강하고 탄력 있게 하고 척주의 만곡을 바로잡음으로써 여러 척주질환들을 예방할 수 있습니다.

비튼 코브라 뱀 자세 Triyaka-Bhujangasana

- 배를 바닥에 대고 엎드려 두 다리를 어깨너비로 열어둡니다.
- 손을 겨드랑이 근처 바닥에 붙여 느릿하게 팔꿈치가 다 펴질 때까지 상체를 일으킨 후, 고개를 뒤로 돌려 오른발 뒤꿈치를 바라봅니다.
- 천천히 처음 자세로 돌아와 다시 상체를 일으켜 왼발의 뒤꿈치에 시선을 고정하여 정지하였다가 자세를 되돌리고 휴식합니다.

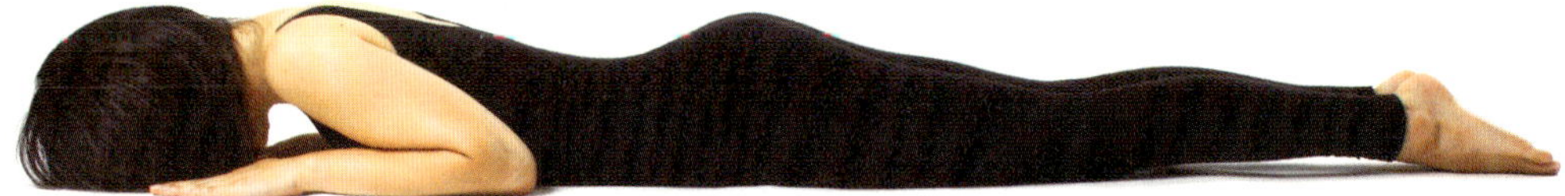

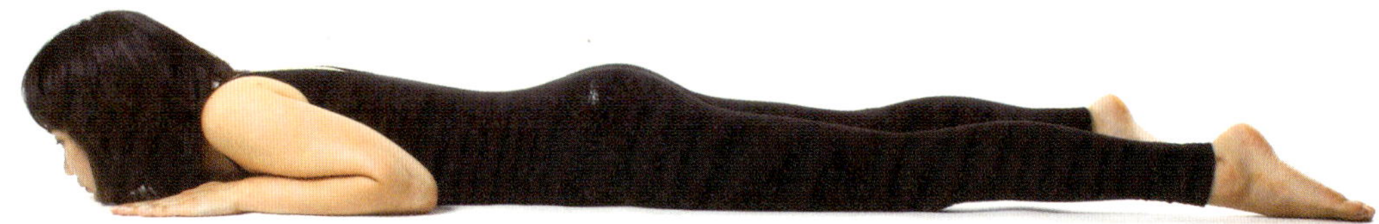

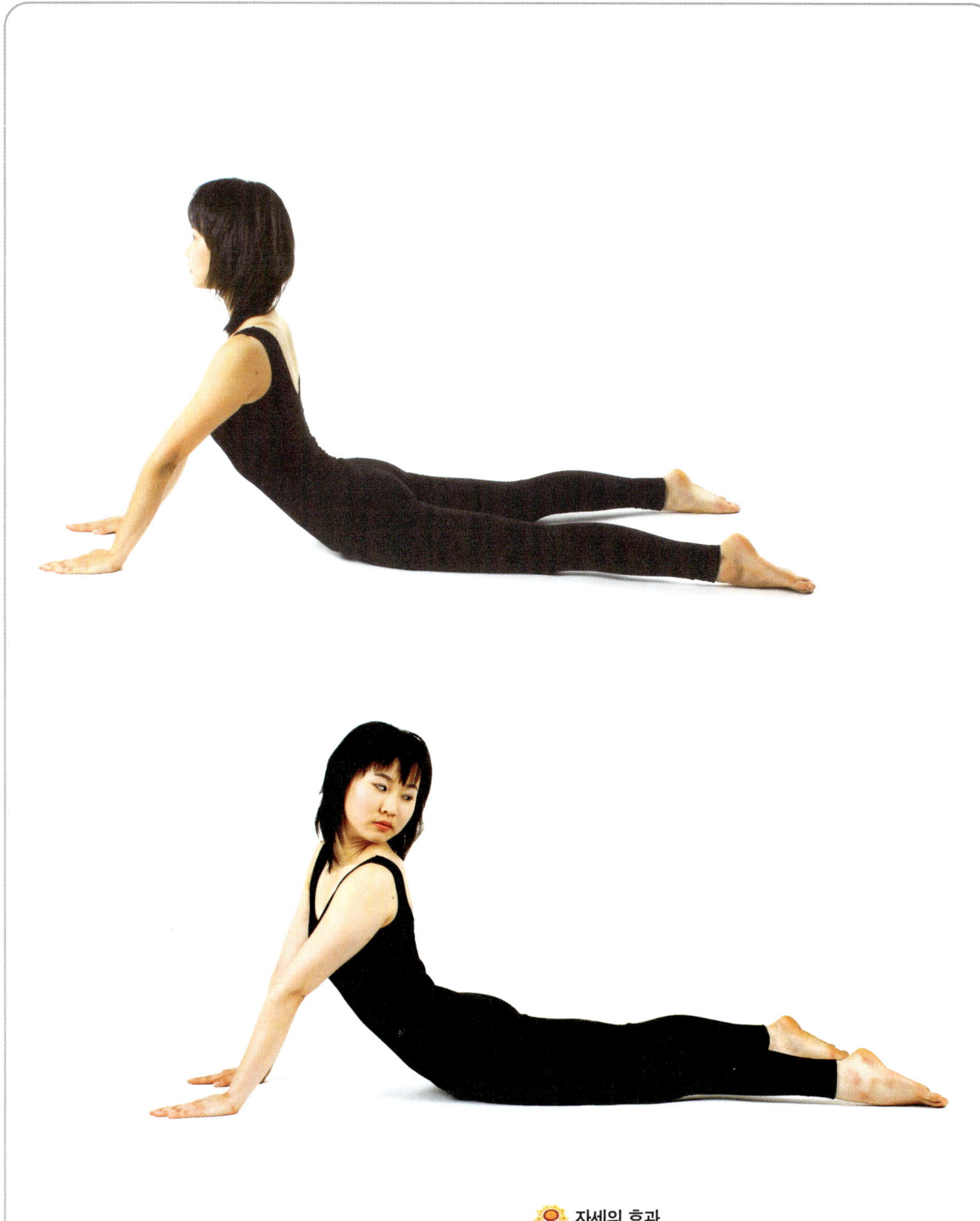

시신경을 자극하여 시력회복에 도움이 되는 자세이며,
늑막과 연골조직에 탄력을 주어 심폐기능이 좋아집니
다. 몸을 비틀어 기대되는 모든 효과를 가지는 이 자세
에서는 내분비의 기능을 정상적으로 조정합니다.

메뚜기 자세 2 Shalabhasana

- 바닥에 턱과 배를 대고 엎드린 후 다리를 가지런히 모읍니다.
- 가슴 옆에 손바닥을 짚고 느릿하게 다리를 위로 들어 올리며 상체를 일으킵니다.
- 정점에서 충분히 멈추었다가 천천히 상체를 먼저 낮춘 다음 다리를 내려놓습니다.
- 한쪽 방향으로 얼굴을 향하고 같은 방향의 팔과 다리를 접어 휴식Matsya-Kridasana합니다.

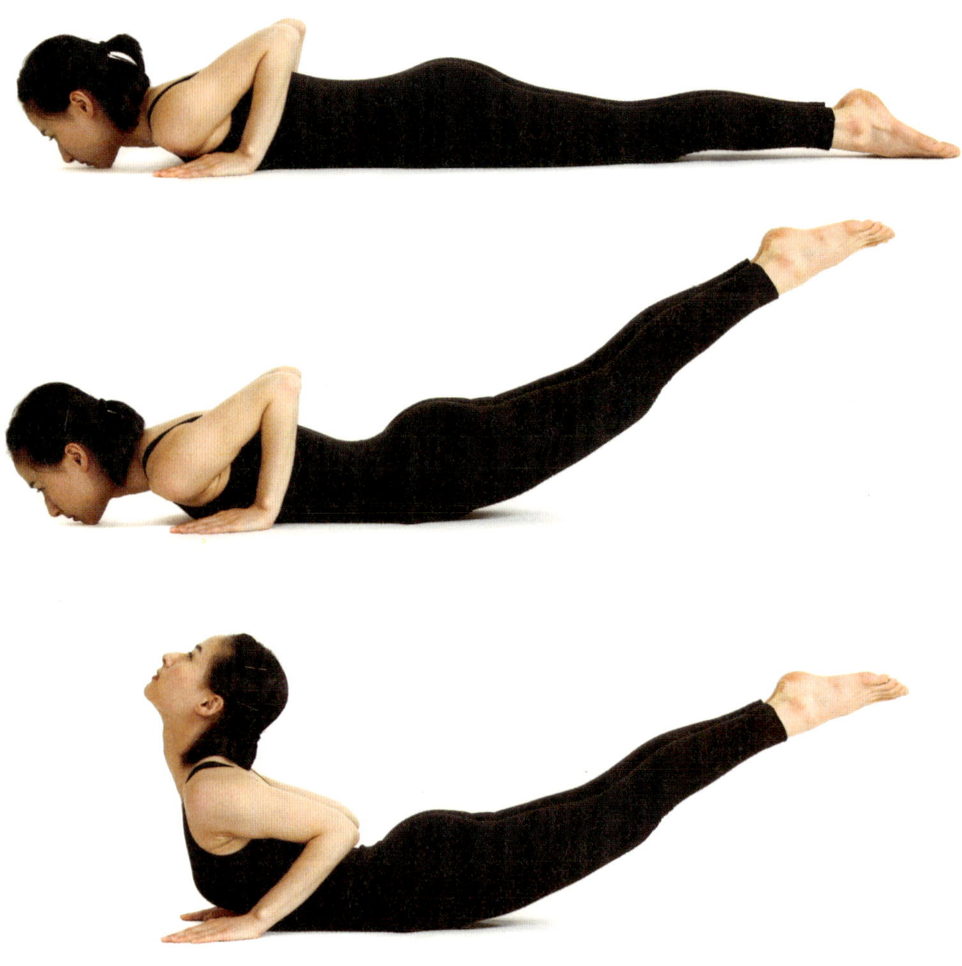

🌼 자세의 효과

갑상선이 자극되고 폐의 기능이 높아지며, 등 근육의 긴장이 해소됨으로써 척추가 바르게 배열됩니다. 복부의 압력을 크게 하여 간장, 위장 등 내부 장기의 기능이 원활해지며, 성인병을 예방하고 식욕을 자극합니다. 무기력한 느낌을 해소하여 자신감과 의지력을 고양시키고, 움직임을 민첩하게 해줍니다.

- 바닥에 턱과 배를 대고 엎드린 후 다리를 가지런히 모읍니다.
- 무릎을 접어서 양손으로 발목을 붙잡습니다.
- 몸의 무게중심을 복부에 두어 모은 다리는 느릿하게 위로 끌어올리고, 상체는 일으켜서 팽팽하게 시위가 당겨진 활 모양이 되게 합니다.
- 시선을 위쪽으로 고정시키고 한동안 자세를 유지한 후 천천히 진행의 반대순서로 되돌아옵니다.
- 양 무릎을 붙여서 서로 떨어지지 않게 하는 이유는, 무릎이 열리면 힘이 척주 전체에 고르게 배분되지 않고 허리에만 집중되어 무리가 되기 때문입니다.
- 양 어깨는 뒤쪽으로 모아 팔꿈치가 구부러지지 않도록 폅니다. (H.P 1/25, G.S 2/18)

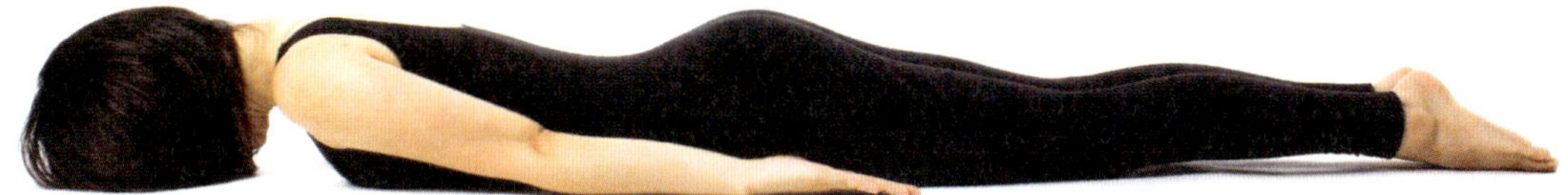

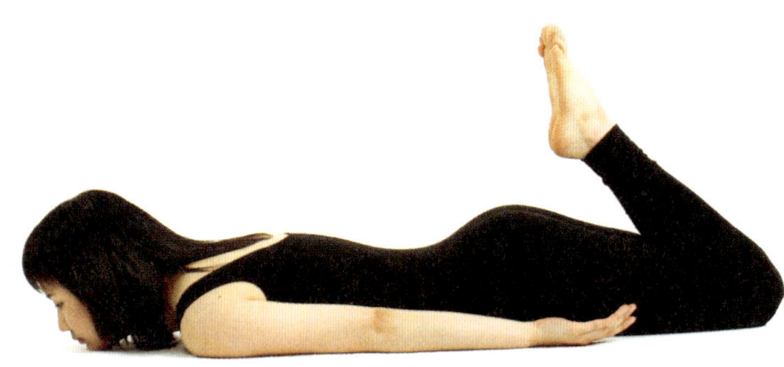

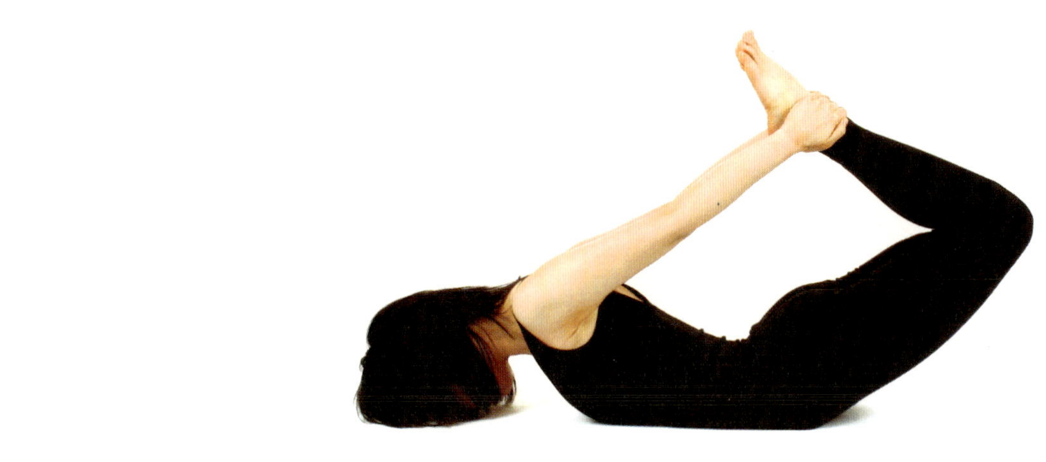

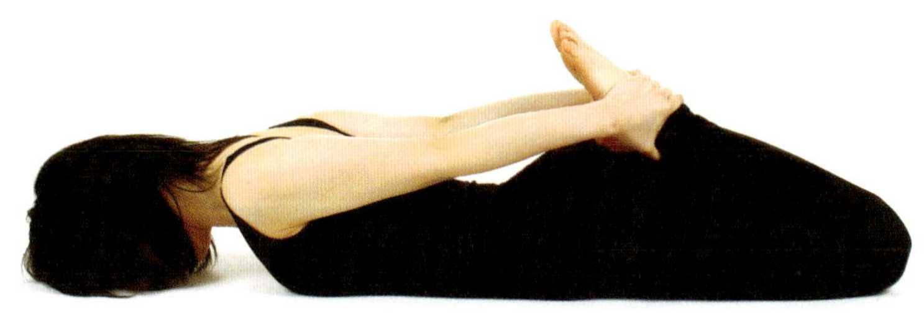

✳ 유의할 점

이 자세는 특히 식사 후 3~4시간 이전이나 등의 근육
이 경직되어 있는 경우에는 실행하지 않아야 하며, 위장
에 음식물이 없는 공복 시에 행합니다.
혈압이 높거나 심장 질환이 있는 경우, 또는 허리에 통
증이 느껴지거나 대장염, 탈장 등 소화기관에 이상이 있
는 경우와 취침 전에는 교감신경과 부신이 자극되므로
실행하지 않아야 합니다.

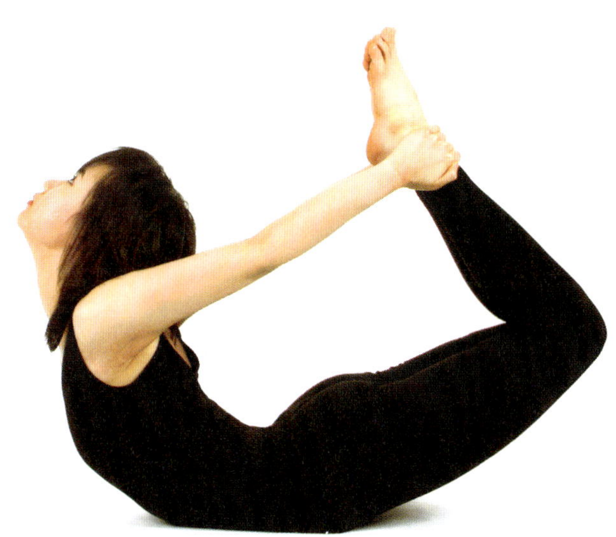

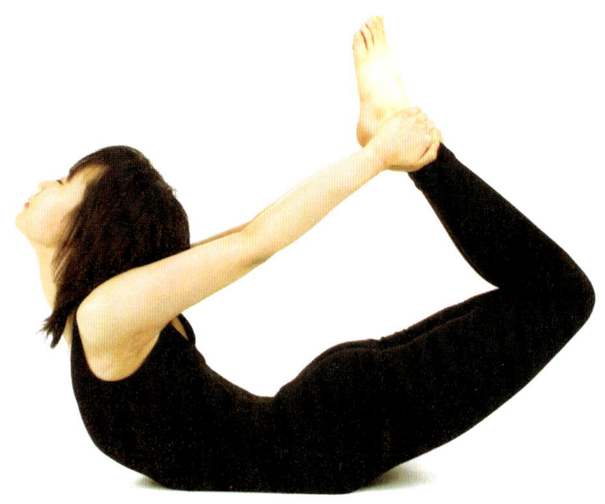

☀️ 자세의 효과

이 자세를 통하여 소화기 계통의 정체가 개선되며, 간장
및 내장 그리고 복부 근육에 탄력을 줍니다.
적절한 자극으로 췌장과 부신선 등의 내분비계를 정상
적으로 조절하고, 만성 소화불량, 변비증, 간 기능의 개
선에 매우 효과적입니다. 요가 지도자의 특별한 지도와
안내에 따라 당뇨, 요실금, 소화불량, 월경불순, 경추염
등을 치료할 수 있습니다.
혈액 순환이 향상되고 등의 근육과 인대가 유연해져 신
경의 원활한 유통을 돕고 척추의 배열을 고르게 합니다.
생식기능을 높이고, 피로회복 및 비만해소와 군살의 제
거에도 매우 좋은 효과를 가집니다.
호흡기능이 향상되며 경추와 흉추 부위의 교감신경을
자극하여 호흡기와 심장 기능에 관련한 질병의 개선과
예방에 매우 유용한 자세입니다.

백조白鳥 자세 Hamsasana

- 발을 어깨너비로 열고 쭈그린 자세로 앉습니다.
- 양 팔꿈치는 명치에 모아 바닥에 손을 짚은 후, 다리를 하나씩 뒤로 폅니다.
- 팔꿈치로 상체의 무게를 지탱하고 발끝은 바닥에서 가지런히 모읍니다.
- 자세가 완성되면 숨을 참거나 깊고 느리게 호흡합니다.
- 바닥에 무릎을 낮추고 금강좌Vajrasana에서 자연스런 호흡을 유지하며 휴식합니다.

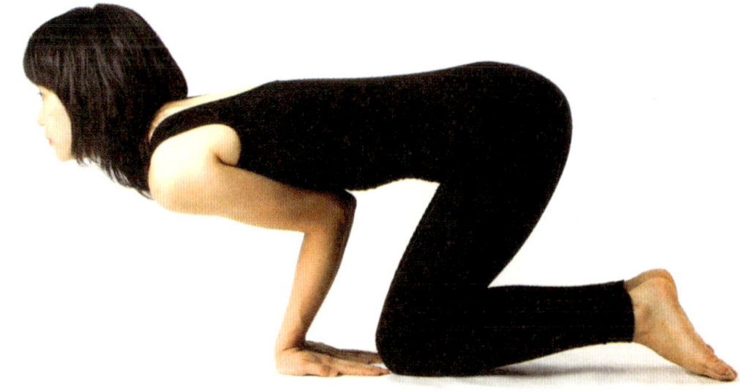

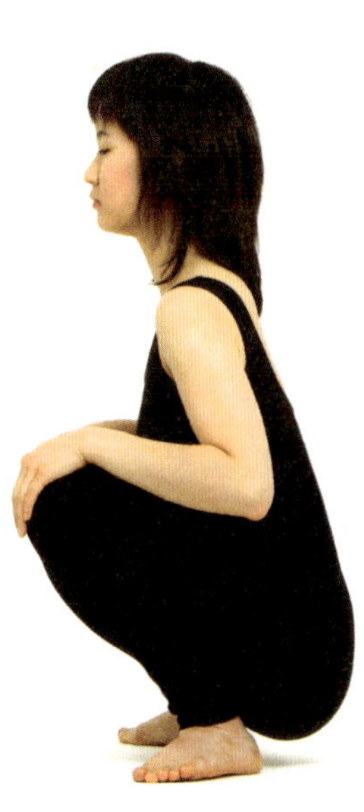

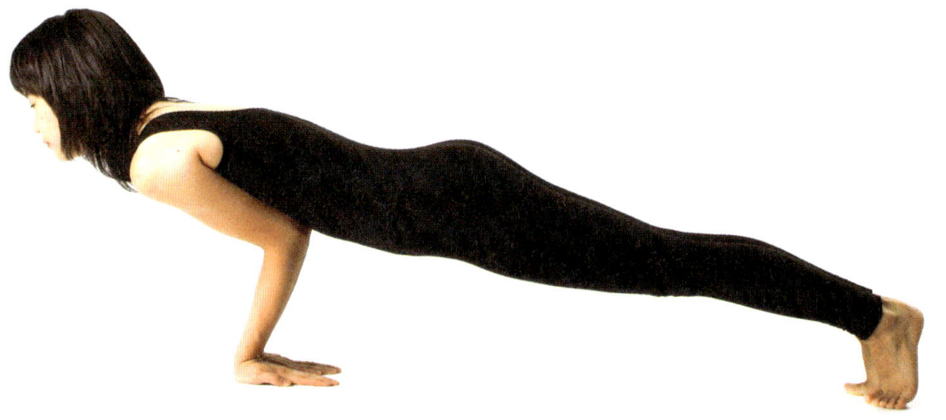

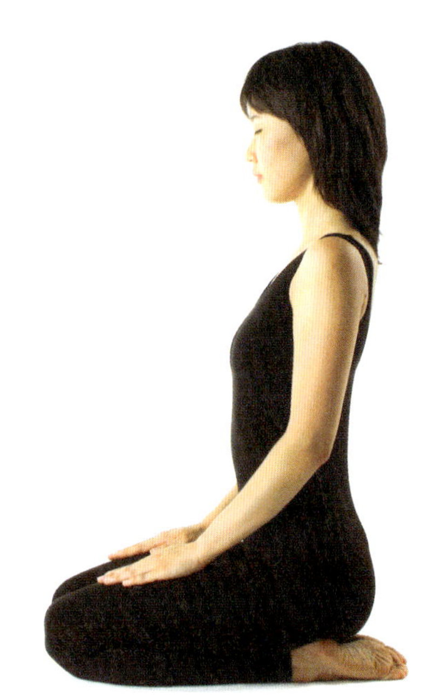

✳ 유의할 점

이 자세는 강한 힘과 인내력이 요구되는 고급과정 수행
법인 공작자세Mayurasana의 예비단계적인 자세이므로,
충분히 숙달한 이후에 공작자세Mayurasana를 실행하도
록 합니다. 숙달되지 않은 동안에는 힘과 균형을 잃어
바닥에 턱이나 얼굴을 부딪쳐 다칠 염려가 있으므로 얼
굴 부위에 방석을 깔아둡니다.

숙련자들은 3분 이상 자세를 유지할 수 있어야 합니다.
단, 이 자세는 복부에 대한 자극이 크므로 거꾸로 세운
자세 이후에는 실행하지 않아야 합니다.

또한 위장의 염증, 위통, 위산과다 등의 소화기 장애와,
탈장증세 및 고혈압이 있는 경우에도 이 자세를 하지 않
아야 하며, 특히 임산부는 절대 시도하면 안 됩니다.

☀ 자세의 효과

복부의 모든 기관들을 자극하여 기생충을 없애며, 위와
장의 가스를 배출시키고 간장과 신장의 기능을 활성화
합니다. 식욕을 자극하고 배설 기능을 촉진하며 설사와
변비증을 개선합니다.

개구리 자세 Mandukasana

- 금강좌로 앉습니다.
- 무릎을 최대한 열어 양쪽 엄지발가락 끝을 엉덩이 뒤에서 마주 닿게 하고, 손가락은 모두 펴서 무릎 위에 올려둡니다.
- 등을 바로 세우고 눈을 크게 떠 정면을 응시하면서 정지된 자세를 유지합니다.
- 바닥에 손을 짚고 무릎을 모아서 자세를 풀어줍니다. (G.S 2/34)

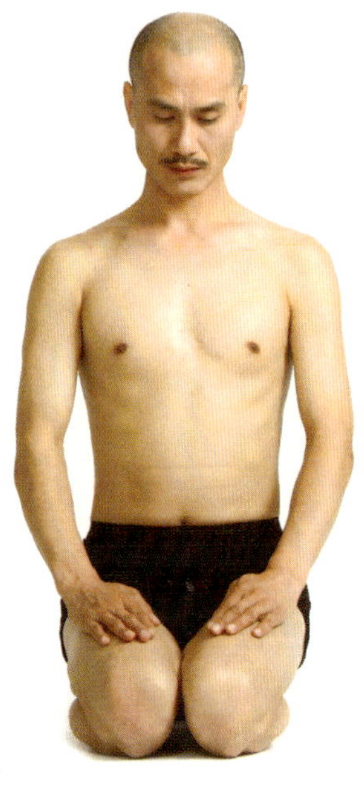

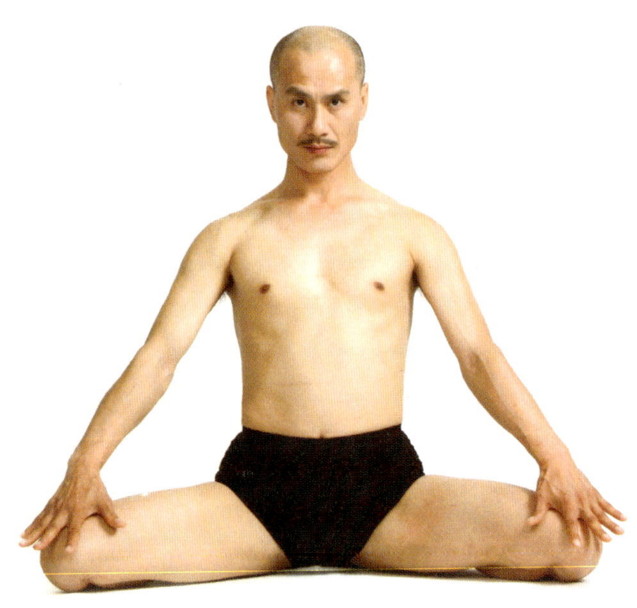

🌼 자세의 효과
무릎과 발목 및 고관절이 유연해지고, 허벅지와 엉덩이
근육의 긴장을 풀어 생식기계가 강화됩니다.

- 발바닥을 마주 붙이고 앉은 자세에서 손으로 발끝을 붙잡아 발뒤꿈치가 엉덩이 아래 묻히도록 밀어 넣은 다음 엉덩이로 눌러 고정시킵니다.
- 양손은 무릎 위에서 지혜의 결인Jnana-mudra을 취하고 시선은 코끝을 바라보며 집중합니다.
- 호흡을 자연스럽게 유지하며 느릿하게 항문을 조이고 풀어주기를 10회 이상 반복합니다.
- 다리를 앞으로 펴고 두 손은 엉덩이 뒤쪽에 두어 긴장이 풀어질 때까지 휴식Prarambhik-Sthiti합니다.

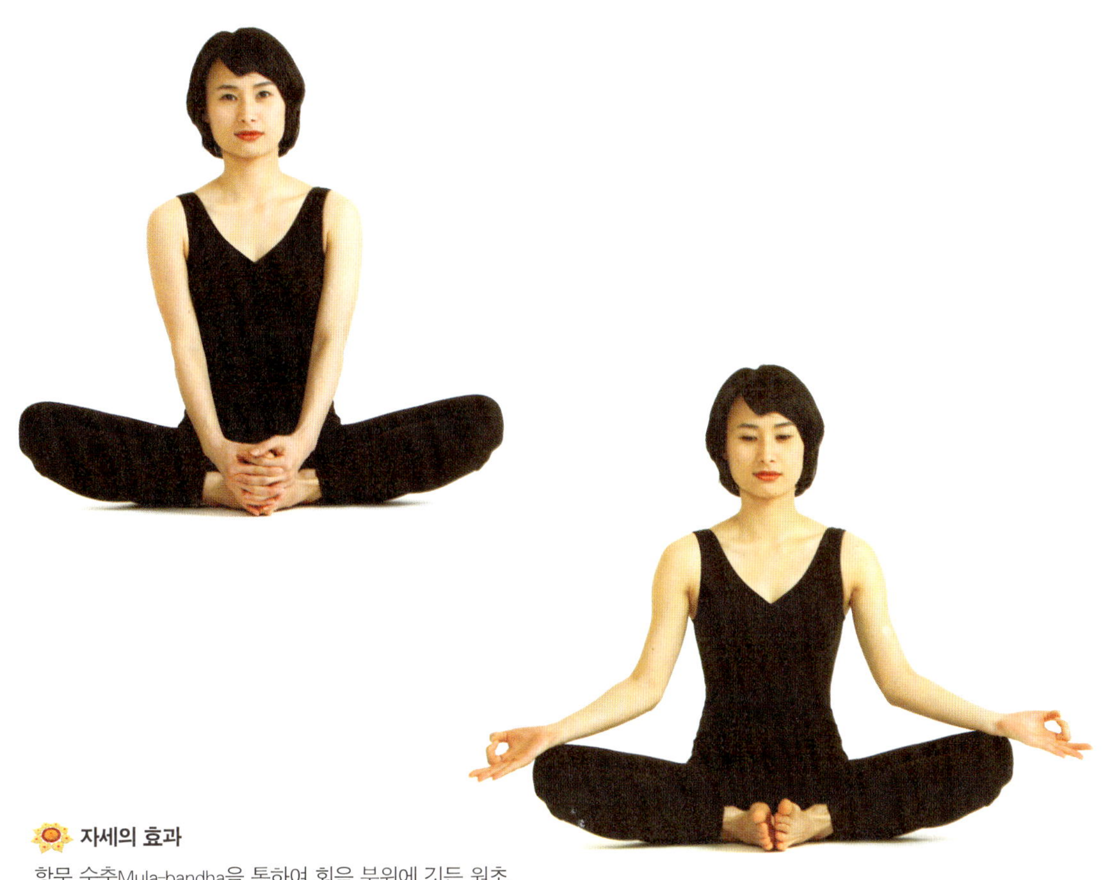

☀ 자세의 효과

항문 수축Mula-bandha을 통하여 회음 부위에 깃든 원초적 생기의 저장소인 물라다라-차크라Muladhara-cakra를 자극함으로써 쿤달리니Kundalini를 각성시킵니다. 이 자세는 성적인 기운을 보존하고 생식기계의 문제를 예방하고 해소시키는 등 강한 의지력을 필요로 하는 수행방법입니다. 무릎과 발목 관절을 유연하게 하고 근육의 피로를 풀어줍니다.

- 다리를 앞으로 곧게 펴고 앉습니다.
- 무릎을 접어 양손으로 각각의 발목 뒤쪽을 감싸 붙잡은 후, 발뒤꿈치는 바닥에서 떼어 다리를 조금 들어 올립니다.
- 엉덩이로 몸의 중심을 잡고 천천히 발끝을 위로 들어 올리며 무릎을 폅니다.
- 손으로 발목을 끌어당겨 이마에 붙이고, 상체와 하체를 밀착시킵니다.
- 몸이 완전히 균형을 이루면 고정된 자세로 멈춥니다.
- 자연스런 호흡을 유지하며 다시 천천히 다리를 구부려 돌아옵니다.

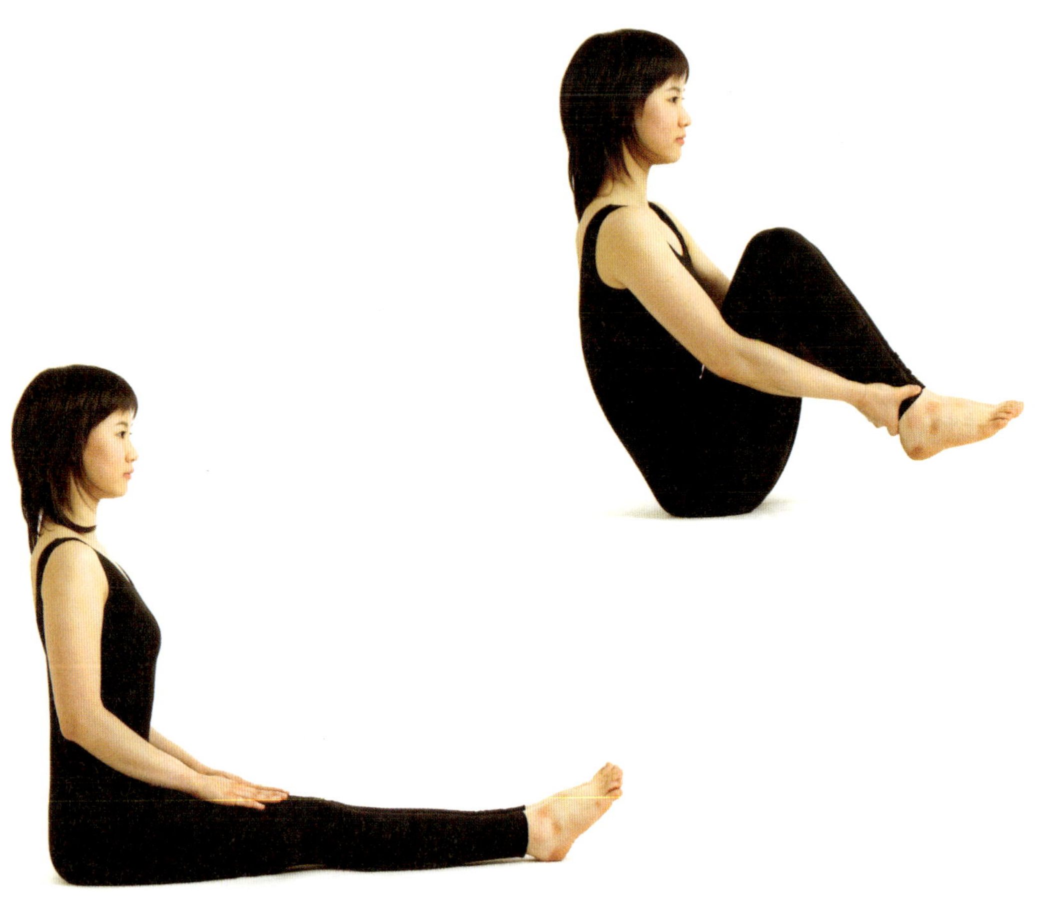

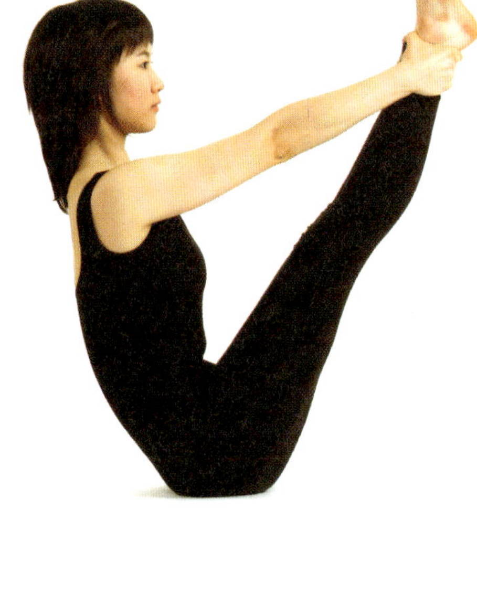

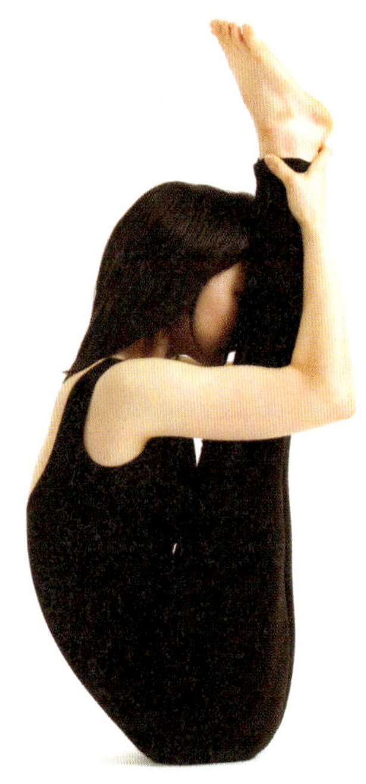

☸ 유의할 점

고혈압이나 심장기능에 이상이 있는 경우, 또는 척추디
스크 및 좌골신경통이 있는 경우에는 이 자세를 하지 않
아야 합니다.

❀ 자세의 효과

복부의 근육을 강하게 수축하여 압력을 높임으로써 여
러 내장기관들을 자극합니다. 특히 간을 튼튼하게 하고,
장의 연동운동을 촉진하여 소화와 배설 기능을 향상시
켜 줍니다. 변비 개선과 기생충 제거에도 효과적입니다.
등 근육을 탄력 있게 하고, 교감 및 부교감 신경을 순조
롭게 조율합니다.

■ 다리를 곧게 펴서 앉습니다. 양손으로 각각의 발끝을 단단하게 붙잡고 발뒤꿈치를 바닥에서 들어 올립니다.

■ 엉덩이로 몸의 중심을 잡고 천천히 발끝을 위로 들어 올리며 무릎을 폅니다.

■ 시선이 고정되어 흔들리지 않고 몸의 중심이 잡히면 다리를 가능한 만큼 옆으로 느릿하게 열어줍니다.

■ 의식의 집중을 위하여 고정된 자세에서 눈을 감고 멈춥니다.

■ 호흡은 자연스럽게 유지하며 다시 천천히 발을 모아서 무릎을 구부려 돌아옵니다.

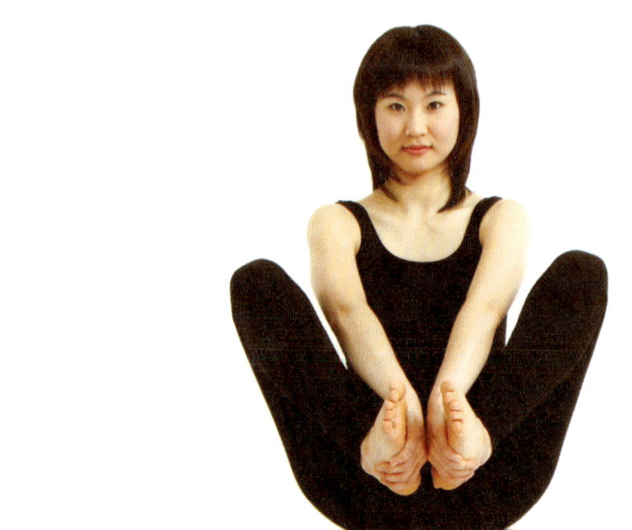

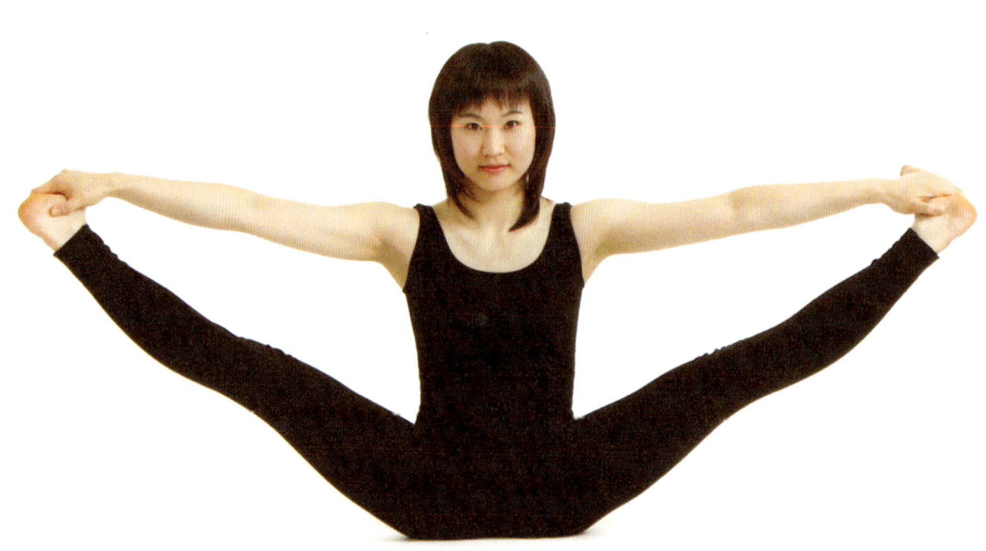

- 다리를 곧게 펴고 앉습니다. 왼발을 오른발에 겹쳐 올려 오른 손으로 왼 엄지발가락을 붙잡고, 왼손으로 오른 엄지발가락을 붙잡습니다.
- 등을 펴고 시선은 정면에 고정시키며, 오른쪽 팔꿈치를 뒤로 당기며 붙잡은 왼 엄지발가락이 오른쪽 귀 가까이 오도록 당깁니다.
- 느릿하게 처음의 자세로 되돌리고 다리의 위치를 바꾸어 같은 방법과 순서로 실행합니다.

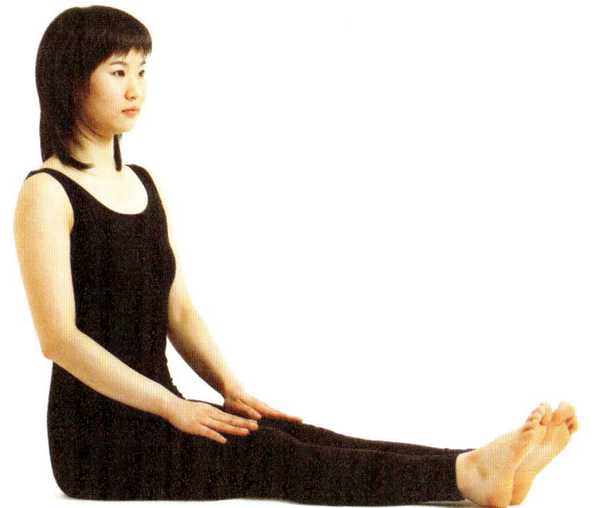

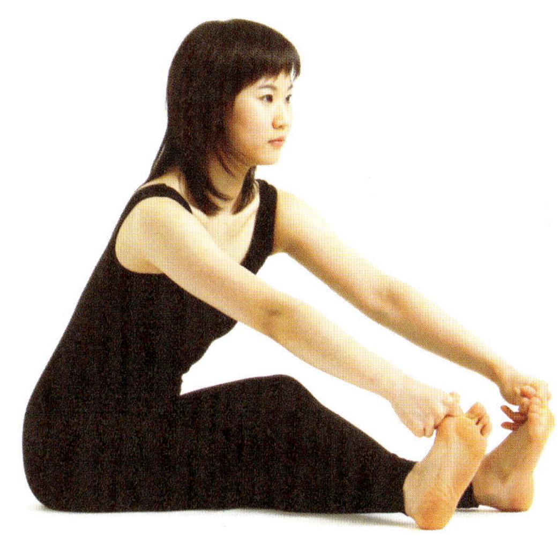

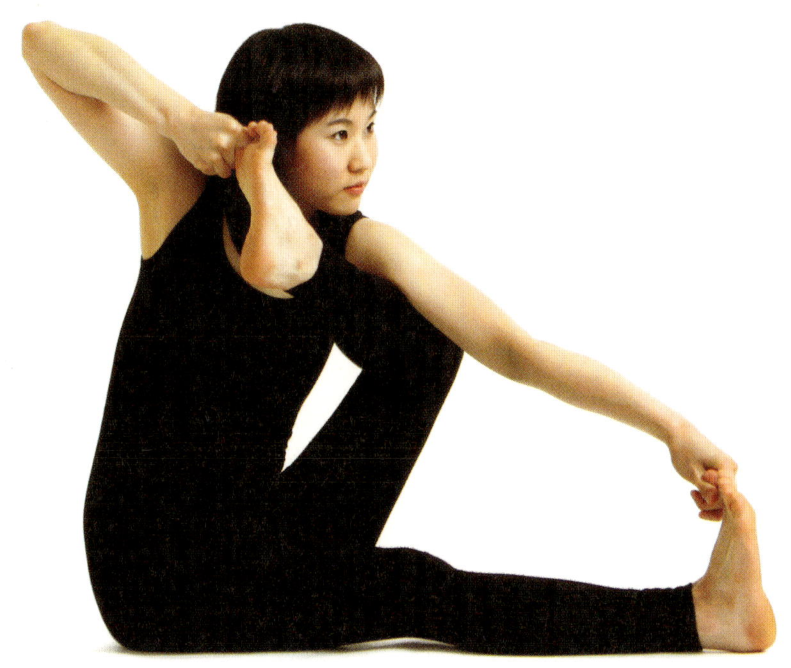

🎡 유의할 점

시선이 목표물에 고정되고 전신이 팽팽하게 당겨진 궁
수ㄹ手처럼 긴장하며, 강하게 당긴 팔꿈치는 45도 정도
세워야 합니다. 자세의 과정 동안 천천히 실행하면서 펴
둔 다리가 구부러지지 않게 합니다. 눈을 크게 뜨고 임
의의 목표물에 시선과 의식을 고정시키되, 귀에 발가락
이 닿게 하려고 머리를 숙이지 않습니다. 고관절과 척추
의 이상, 좌골 신경통의 경우에는 이 자세를 실행하지
않아야 합니다.

🌞 자세의 효과

고관절이 유연해지고 다리 근육이 탄력 있어지며, 등과
목의 긴장이 풀어집니다.

- 상체를 앞으로 숙여 각각의 엄지발가락을 검지로 고리 끼우듯 붙잡고, 시선은 정면 한 점에 고정시킵니다.
- 등을 세우며 느릿하게 오른쪽 무릎을 구부려 뒤로 밀고 오른쪽 팔꿈치는 45도로 세워 붙잡은 엄지발가락이 귀 가까이 오도록 당깁니다.
- 느릿하게 처음의 자세로 되돌리고 다리의 위치를 바꾸어 같은 방법과 순서로 실행합니다.

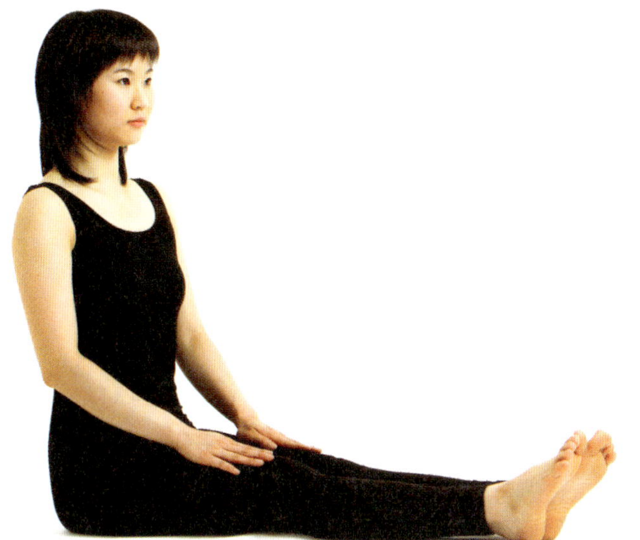

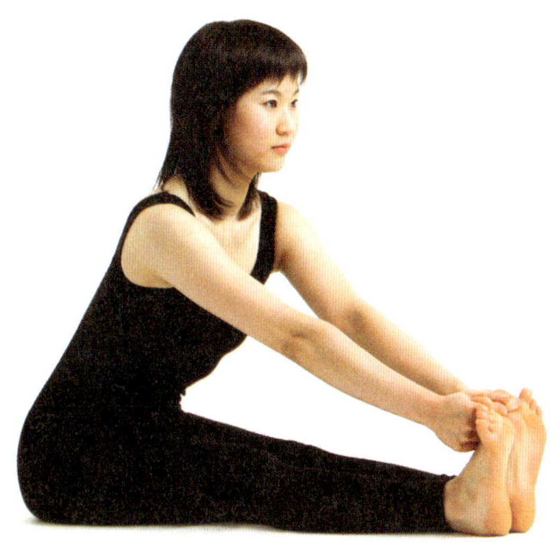

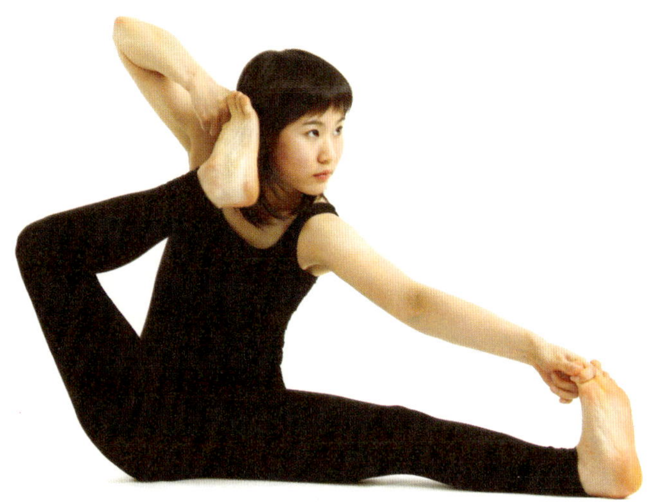

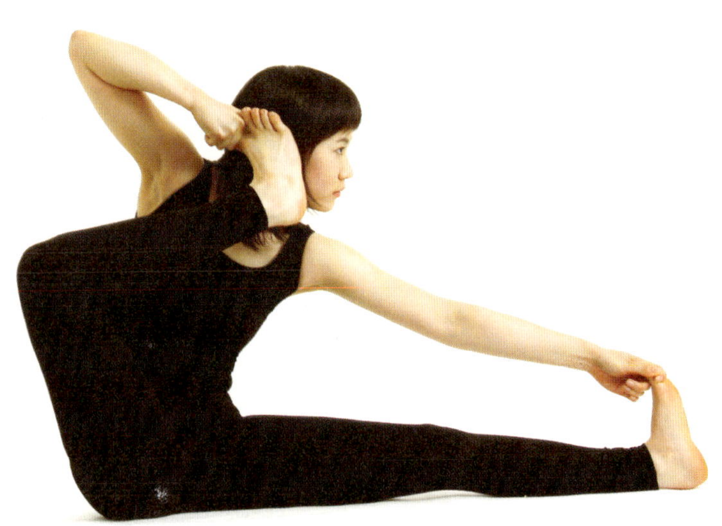

🌞 자세의 효과

집중력을 향상시키고 몸 근육을 전체적으로 늘려줌으로써 피로가 제거되며, 다리의 관절이 유연해집니다.

- 등을 바닥에 대고 반듯하게 누워 자세를 준비합니다.
- 발끝과 양 무릎을 붙여두고 양손은 각각의 허벅지 위에 둡니다. 곧게 뻗은 다리를 천천히 45도 각도로 들어 올립니다.
- 상체는 25도 이상 일으켜 발끝을 가리키며 손끝 발끝과 시선을 일치시킵니다.
- 잠시 동안 완성의 자세에 머물러 복부를 충분히 긴장시킨 다음, 손을 허벅지 위로 내리면서 상체를 낮추고 마지막으로 다리를 느릿하게 내려놓습니다. 긴장이 풀릴 때까지 사바사나Savasana로 휴식합니다.

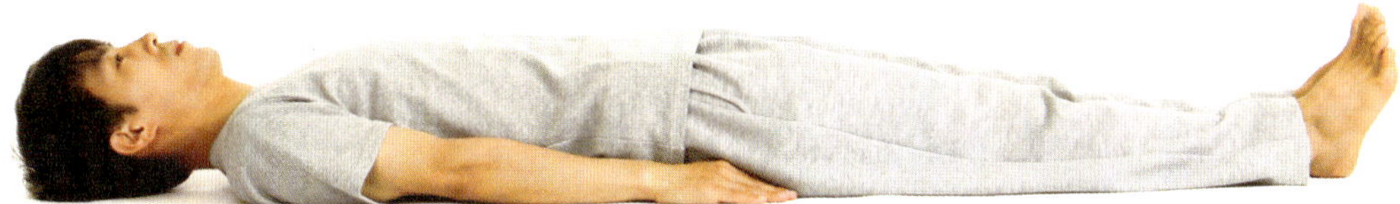

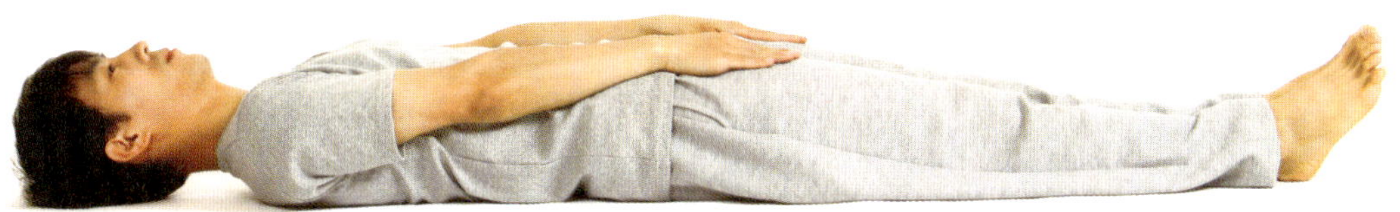

🌼 자세의 효과

이 자세는 허리를 탄력 있게 하고 복부 근육을 강화하여 소화 기능을 촉진하며, 내분비계 자극으로 신진대사를 원활하게 합니다. 인내심과 집중력을 키워 의지를 강하게 해주며, 무기력해진 전신의 피로를 해소하여 상쾌함을 되찾게 하는 데 유용한 자세입니다.

자세를 실행한 후 정신과 육체적 긴장으로부터 벗어날 수 있도록 완전한 이완의 자세인 사바사나Savasana로 휴식합니다.

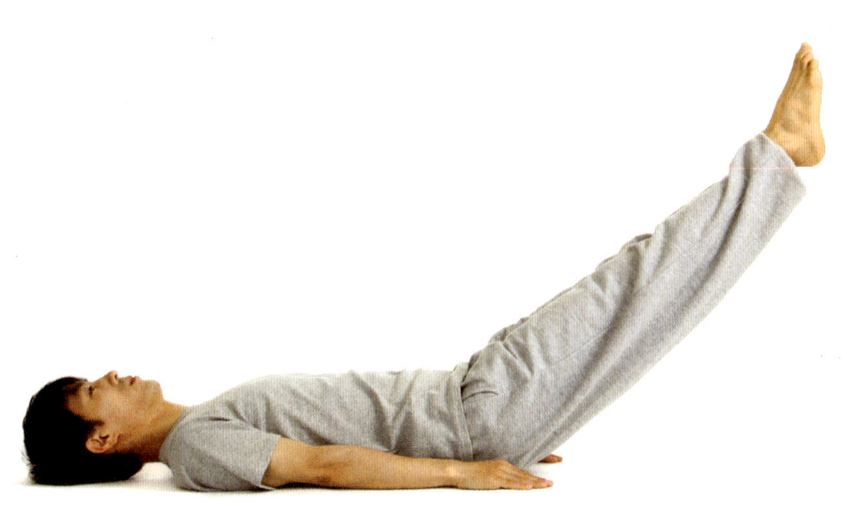

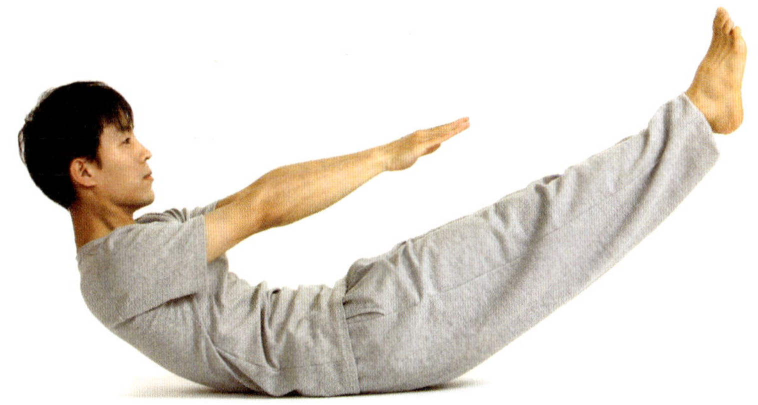

복부에 최대한 힘이 들어가도록 고개를 너무들지 않
고, 손끝이 발끝 쪽으로 향할때 어깨까지 밀지 않아야
합니다.

참고

자세를 실행하는 동안 의식이 외부로 향하지 않도록 진행되는 움직임에 집중하고 완성의 자세에서는 복부의 근
육이 긴장된 상태로 견뎌야 합니다. 복부 근육 강화를 위하여 이 자세를 여러 차례 반복할 수 있습니다. 느릿하
게 처음 자세로 되돌릴 때도 긴장된 근육이 갑자기 풀리지 않도록 주의합니다.

- 등을 바닥에 대고 반듯하게 누운 후 무릎을 구부려서 발뒤꿈치를 엉덩이 가까이 끌어옵니다.
- 발과 발 사이를 어깨너비로 열고 양손으로 발목을 잡은 상태에서 느릿하게 엉덩이를 위로 들어 올립니다.
- 턱과 앞가슴이 마주 닿을 때까지 최대한 엉덩이를 들어 올린 채로 잠시 멈춘 다음, 천천히 역순으로 되돌아옵니다.

자세의 변화

- 완성된 자세에서 손바닥으로 허리를 받혀두고 무릎을 펴서 다리를 가지런히 합니다.

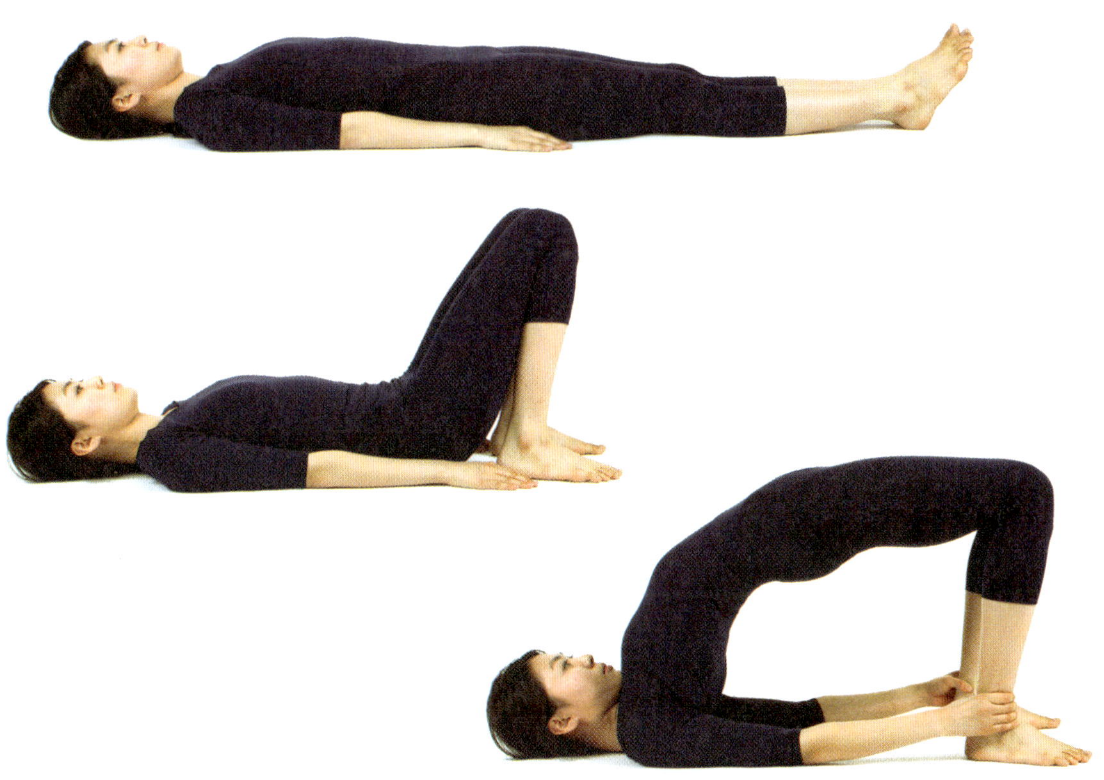

✸ 유의할 점

위산과다로 인한 소화기 장애와 탈장의 증상이 있는 경우에는 이 자세를 실행하지 않아야 합니다.
여성들에게 매우 유익한 자세이지만 임산부에게는 적합하지 않습니다. 상체를 앞으로 구부린 자세나 수레바퀴자세Cakrasana 이전과 이후에 실행할 수 있습니다.

✸ 자세의 효과

굽은 등을 바로잡고 어깨관절을 부드럽게 하며 요통을 경감합니다. 복부 자극으로 장의 연동운동을 촉진하여 소화와 배설 기능을 향상시킵니다. 특히 여성의 생식기능을 조화롭게 하는 자세로, 월경불순과 통증을 개선하며, 탈장을 예방합니다. 갑상선을 적절히 자극하여 호르몬 분비를 순조롭게 하고, 기관지와 폐를 건강하게 합니다.

태아胎兒의 자세 Garbha-Pindasana

- 바닥에 등을 대고 누워 두 다리를 들어 발바닥을 마주 붙입니다.
- 깍지 낀 손으로 발등을 붙잡고 상체를 일으키면서 두 발을 머리 뒤쪽으로 넘깁니다.
- 목 뒤에서 발목을 교차시키고 양손은 엉덩이를 감싼 채 유지합니다.
- 느릿하게 진행의 반대 순서로 되돌린 후 사바사나Savasana로 휴식합니다.

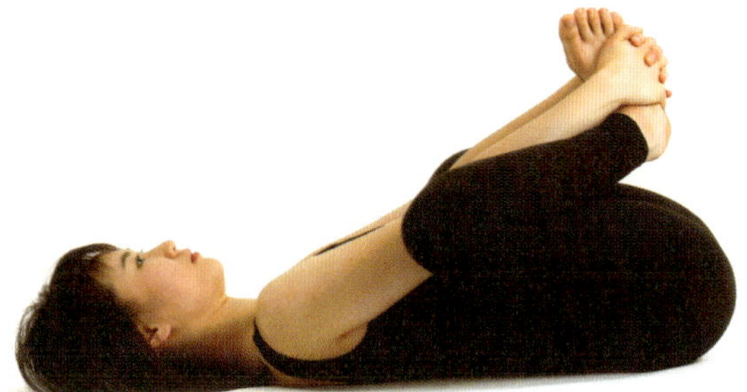

☀ 자세의 효과

등 부위 전체의 긴장을 풀어주며, 척주와 손발의 관절들을 유연하게 합니다. 부신을 비롯한 내분비계의 기능을 조절하고, 신경을 안정시켜 흥분된 감정을 가라앉혀 줍니다.

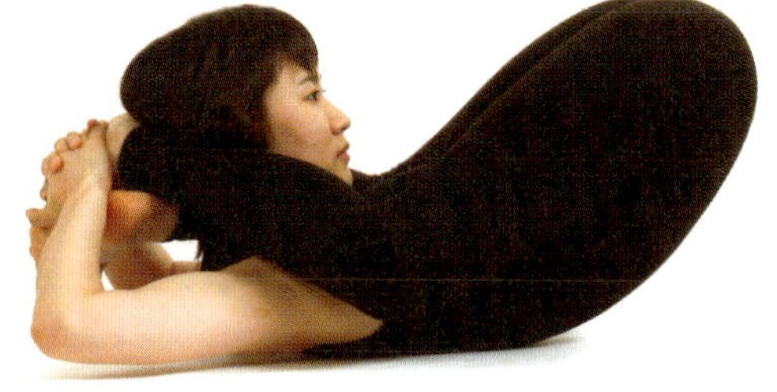

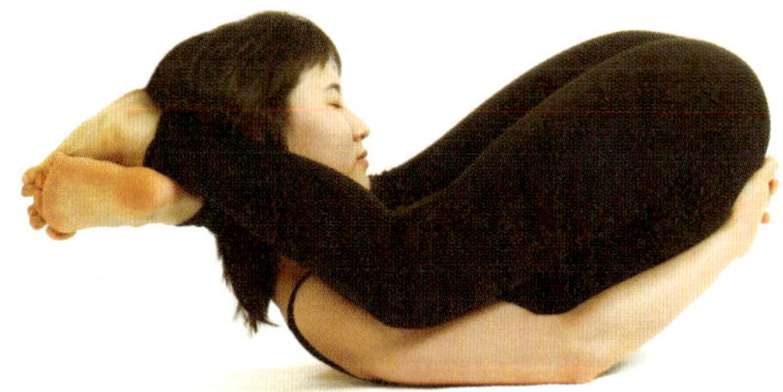

참고

이 자세는 일반적으로 가르바사나Garbhasana로 불리며, 앉아서 실행하는 세운 거북의 자세Uttankurmasana와 비슷한 효과와 의미를 가집니다. 목을 뒤로 젖히는 낙타 자세Ushtrasana와 상급과정에서 소개되는 물고기 자세 Matsyasana 이후에 반대자세로 실행할 수 있습니다.

- 등을 바닥에 대고 누워 양 무릎을 접습니다.
- 깍지를 끼거나 한 손으로 다른 쪽 손목을 잡고 정강이를 감싸서 가슴 쪽으로 끌어내립니다.
- 상체를 일으켜 턱을 무릎 사이에 끼우거나 무릎 위로 올린 상태로 멈추고, 팔꿈치로 허벅지를 강하게 조입니다.
- 충분한 시간 동안 복부를 눌러서 대장 안에 고여 있는 가스를 배출합니다.
- 천천히 상체를 낮추고 손을 풀어 다리를 바닥에 내려놓습니다.

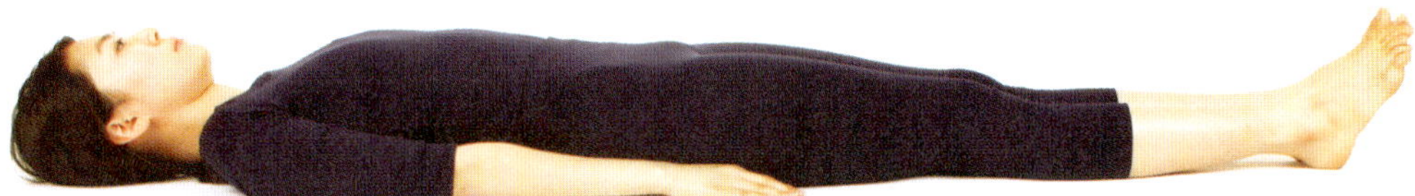

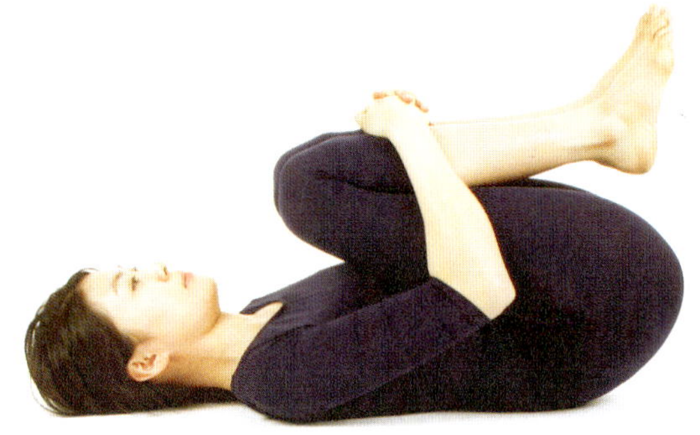

🌞 자세의 효과

파반Pavan은 '바람風'을 뜻하며, 묵타Mukta는 '놓아줌 放歸'의 의미를 가집니다. 이 자세는 몸 속에 있는 바람 즉, 소화와 함께 발생하는 가스를 외부로 방출시키는 적극적인 요가 실행법입니다.

내장에 발생된 가스는 어떤 부위에 고여 있어도 인체에 유익하지 않습니다. 혈액을 탁하게 하고 간과 신장에 부담을 주며, 머리를 맑게 하지 못하는 원인이 됩니다. 요가에서는 이러한 자세를 통하여 내장을 자극하고 소화와 배설 기능을 촉진하며 등 부위를 펴줌으로써 정체되어 있는 가스를 배출시키는 것입니다. 몸을 강하게 뒤로 젖힌 요가 자세 이후에 균형을 위하여 이 자세를 실행할 수 있습니다.

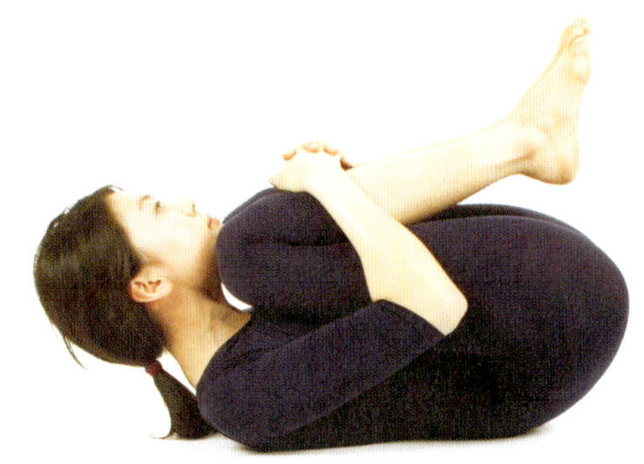

- 다리를 가지런히 하여 등을 대고 눕습니다.
- 엉덩이 옆 바닥에 손바닥을 붙인 채 모은 다리를 느릿하게 위로 들어 올려 머리 뒤쪽으로 발을 넘기고, 등은 수직으로 세웁니다.
- 발끝이 바닥에 닿으면 무릎이 구부러지지 않도록 팽팽하게 폅니다.
- 두 팔을 머리 위쪽으로 밀어 올려 손바닥을 머리에 붙이고 팔꿈치는 바닥에 닿은 쟁기와 같은 상태를 유지하며 눈을 감습니다.
- 완성 자세가 쉽지 않은 초급자는 손으로 등을 받쳐 자세를 유지할 수 있습니다.
- 양 팔을 처음의 자리에 내리고 느릿하게 등을 굴리며 되돌아옵니다. 이때 팔과 복부근육의 힘으로 돌아오며, 특히 뒷머리가 바닥에서 떨어지거나 무릎이 구부러지지 않도록 유의합니다.
- 기운이 분산되지 않도록 힘을 조절하며 몸의 느낌을 살피도록 합니다. 사바사나Savasana로 휴식합니다.

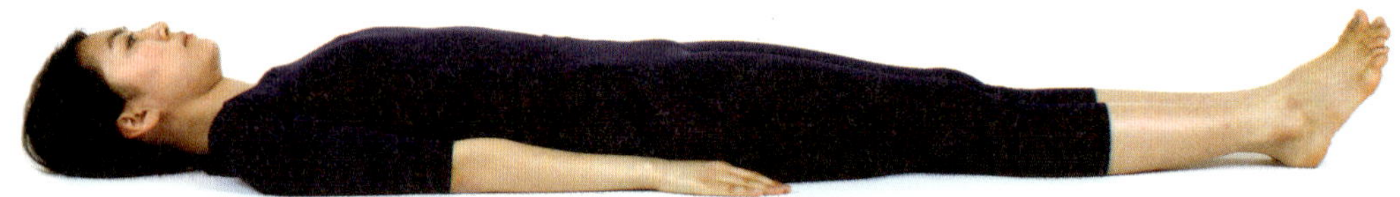

✳ 유의할 점

치질, 탈장, 고혈압, 좌골 신경통, 심각한 척추의 이상, 특히 경추관절에 문제가 있는 경우에는 이 자세를 실행하지 않아야 합니다.

✳ 자세의 효과

횡격막의 움직임을 크게 함으로써 내장을 자극하여 소화를 촉진하고, 교감신경계를 자극하여 전신의 활력을 증진합니다. 비장과 부신 및 췌장 등 내분비계의 기능을 높이고, 간장과 신장 기능을 활발하게 합니다. 복부 근육을 강하게 자극하여 압력을 높임으로써 복부비만을 해소하고 복부질환을 예방하고 개선시킵니다.

등의 근육을 늘려줌으로써 척주의 혈액순환을 돕고 전체 신경계를 적절히 조율합니다. 흉선 및 갑상선이 자극되어 면역력이 높아지고 신진대사를 순조롭게 합니다.

척추관절을 늘려 관련된 기관들의 신경이 자극됨으로써 천식, 기관지염, 변비, 간장염, 당뇨 및 여성의 월경불순 등을 바로잡아 줍니다.

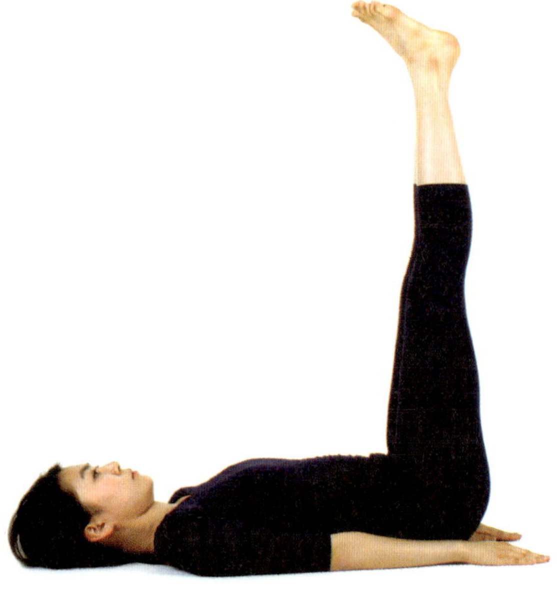

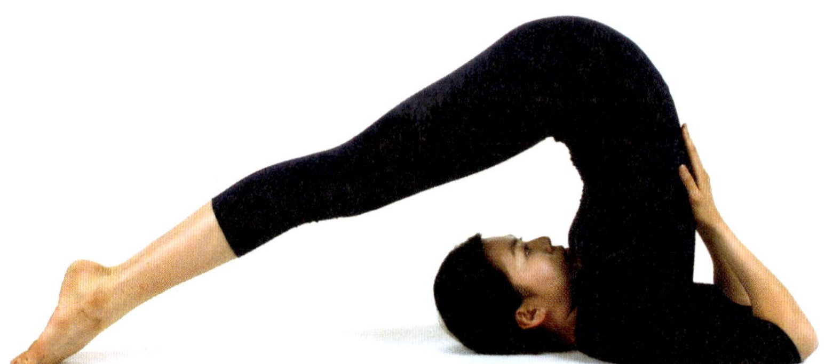

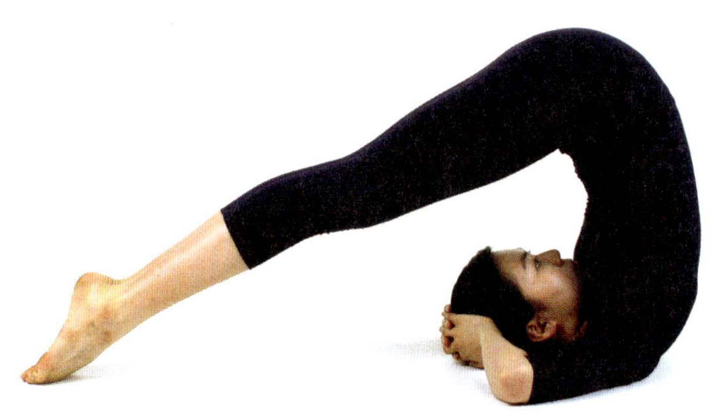

초급 수행자는 실행 시간을 짧게, 숙련된 수행자는 완성된 자세에서 유지하는 시간을 길게 할 수 있습니다. 목을 뒤로 젖히는 코브라 뱀 자세Bhujangasana, 낙타자세Ushtrasana 이후에 반대적인 자세로 실행하며, 상급 과정에서 소개되는 물고기 자세Matsyasana나 어깨로 서기 자세Sarvangasana 등으로 연결할 수 있습니다.

- 다리를 펴서 가지런히 모으고 앉아서 오른쪽 다리를 접어 발바닥을 왼쪽 허벅지 안쪽에 붙입니다.
- 상체를 앞으로 숙여 다리에 가슴과 이마를 밀착시키고, 왼발 뒤꿈치 앞쪽에 손을 포개어 놓습니다.
- 왼쪽 무릎이 들리지 않게 하여 오금을 펴고 양 팔꿈치도 바닥에 닿게 합니다.
- 자연스런 호흡을 유지하며 정지된 자세로 충분히 고정한 후에 느릿하게 상체를 세웁니다.
- 같은 방법으로 발을 바꾸어 실행합니다.

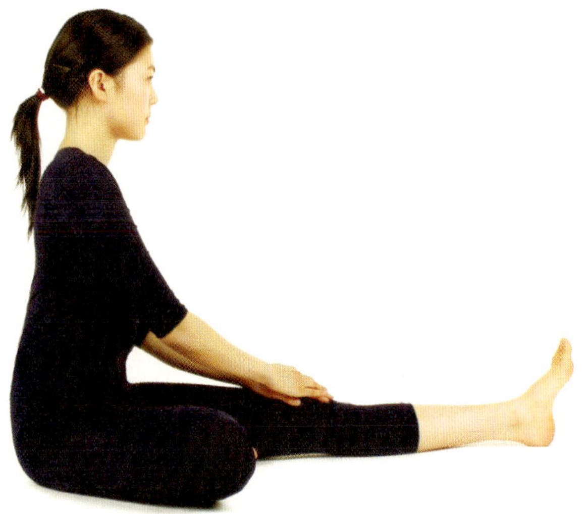

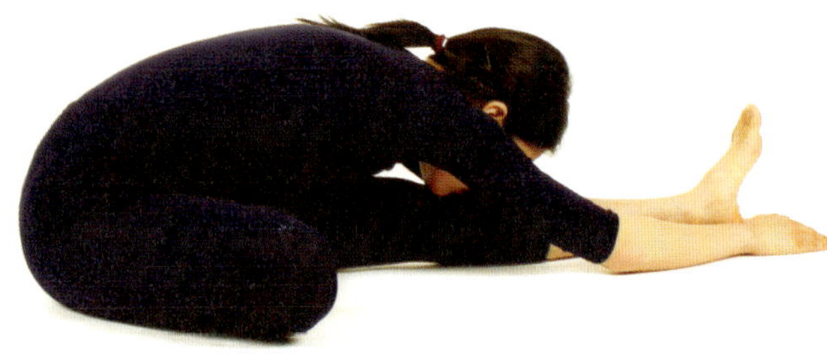

☀ 자세의 효과

다리와 등의 긴장을 풀어 감정을 가라앉히고 의식의 집
중력을 높여 깊은 명상을 위한 전 단계로 추천되는 자세
입니다. 신체적인 면에서는 상급과정에 소개되는 등 펴
기 자세Paschimottanasana와 동일한 효과를 가집니다.

- 다리를 양 옆으로 최대한 열어서 오른손의 검지로 오른발의 엄지발가락을 고리 끼우듯 붙잡습니다.
- 느릿하게 상체를 오른편으로 낮추어 오른쪽 팔꿈치를 다리 안쪽 바닥에 붙이고 왼손을 넘겨서 오른발 끝을 잡습니다.
- 왼쪽 가슴 부위와 얼굴을 위로 향하고 눈을 감습니다. 역순으로 되돌아와서 같은 방법으로 왼편을 실행합니다.

자세의 변화

- 다리를 양 옆으로 최대한 열고 앉아, 왼쪽 손등을 바닥에 붙여서 오른쪽 허벅지 안쪽으로 밀면서 상체를 왼편으로 기울입니다.
- 오른손을 위로 넘겨서 왼발의 엄지발가락을 붙잡아 당기며, 상체는 더 낮추어 오른쪽 가슴과 얼굴이 위를 향하게 한 상태로 눈을 감고 멈춥니다.
- 천천히 역순으로 되돌아와 같은 방법으로 오른편을 실행합니다.

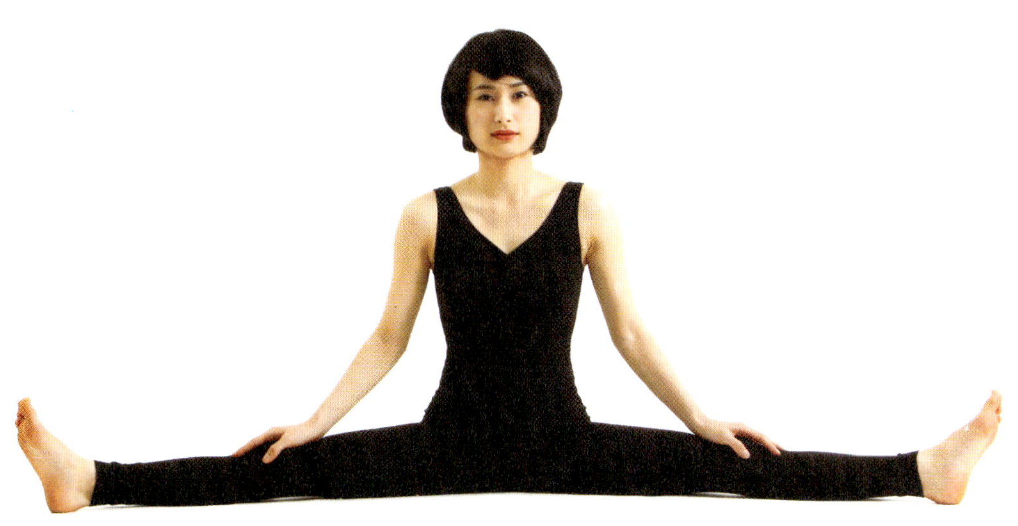

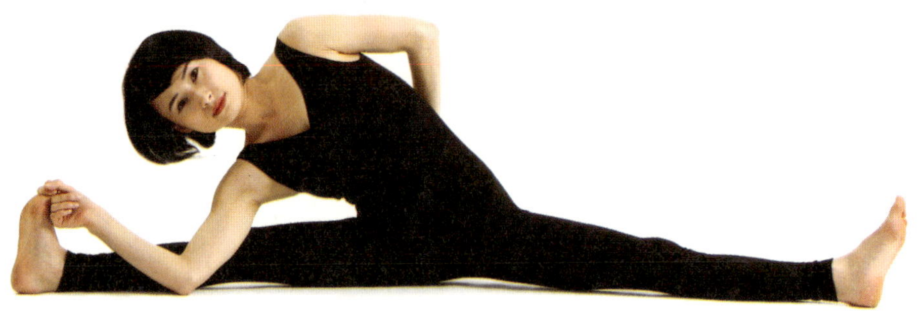

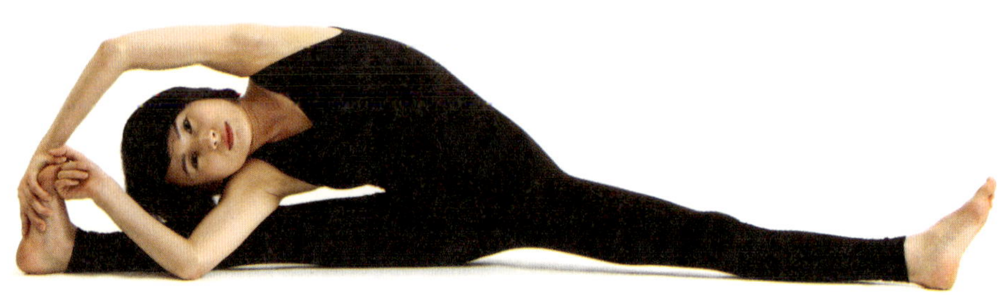

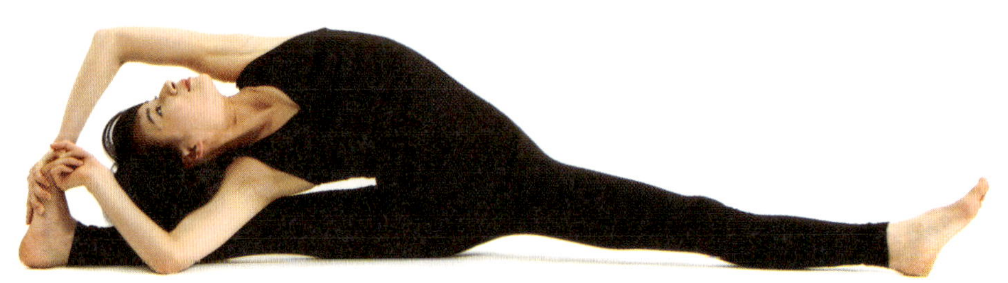

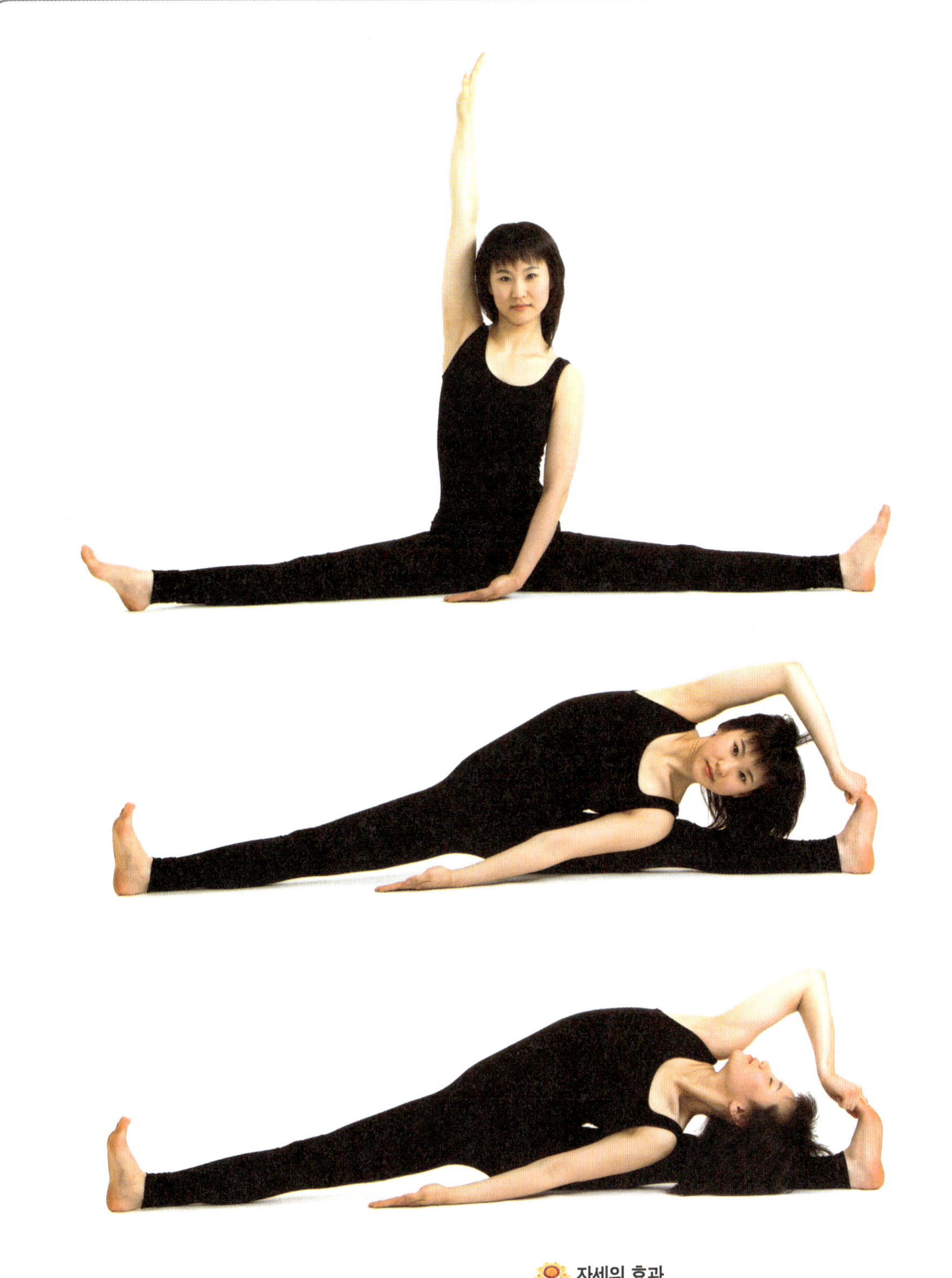

🌅 **자세의 효과**

흉부의 긴장을 풀어 폐활량을 크게 하며 척주 만곡증을
개선합니다. 간의 해독작용과 신진대사를 향상시키며
전신에 활력을 줍니다.

척주 비틀기 자세 Vakrasana

- 다리를 나란히 하여 상체를 바르게 세우고 앉습니다.
- 오른쪽 다리를 구부려 발바닥을 왼쪽 무릎 안쪽 바닥에 붙입니다.
- 오른팔을 뒤로 펴서 팔꿈치 안쪽으로 등을 받쳐 주고, 손바닥은 엉덩이 가까이 바닥에 붙입니다.
- 왼팔을 접어 겨드랑이를 오른쪽 무릎 바깥쪽으로 깊이 끼운 다음, 팔을 펴서 팔꿈치로 세워둔 무릎을 지탱합니다.
- 상체를 오른쪽으로 비틀고 머리도 어깨방향으로 돌려서 가슴을 펴고 눈을 감습니다.
- 완성 자세에서는 의식의 흐름을 끊고 자연스럽게 숨을 들이마시고 내쉽니다.
- 호흡이 자연스럽지 못할 때는 복부를 내밀고 당기는 깊은 숨을 유도합니다.
- 눈을 떠서 천천히 진행 순서의 반대로 되돌아오며, 같은 방법으로 발과 비트는 방향을 바꾸어 실행합니다.

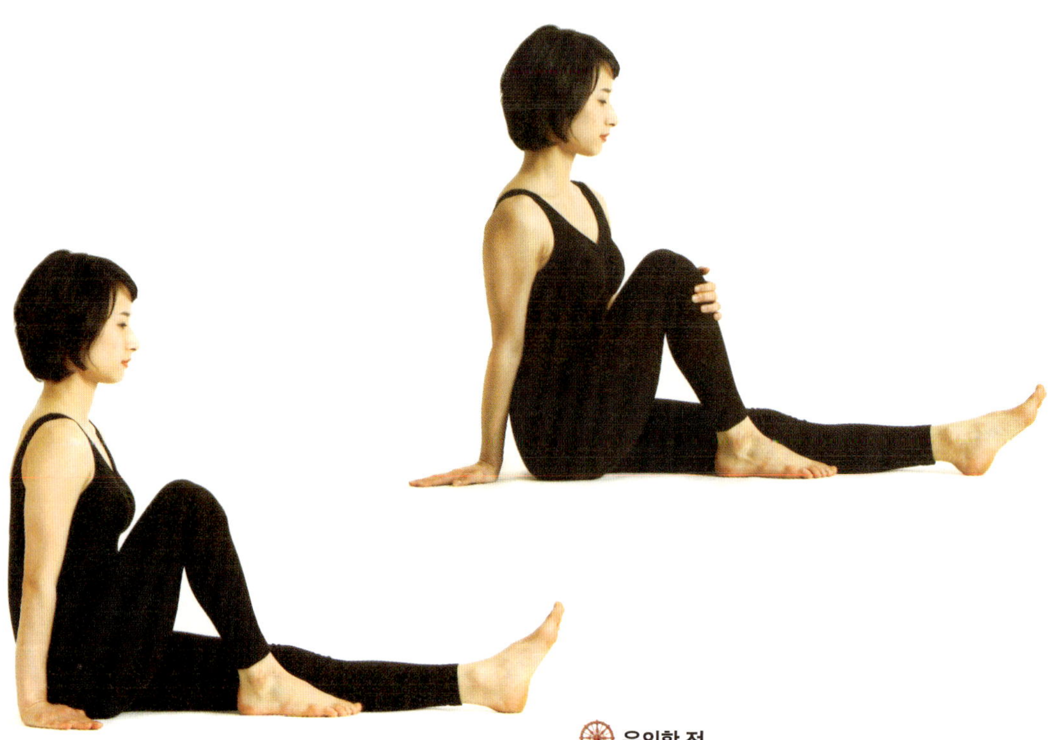

✳ 유의할 점

바닥을 짚은 팔이 구부러지지 않게 하여 등을 곧게 지지하도록 하고, 양쪽 어깨를 수평으로 유지하여 가슴이 펴진 상태에서 자세와 의식과 호흡을 하나로 묶습니다.
심각한 척주이상이나 궤양성 질환 및 탈장 등의 증세가 있는 경우에는 이 자세를 실행하지 않아야 합니다.

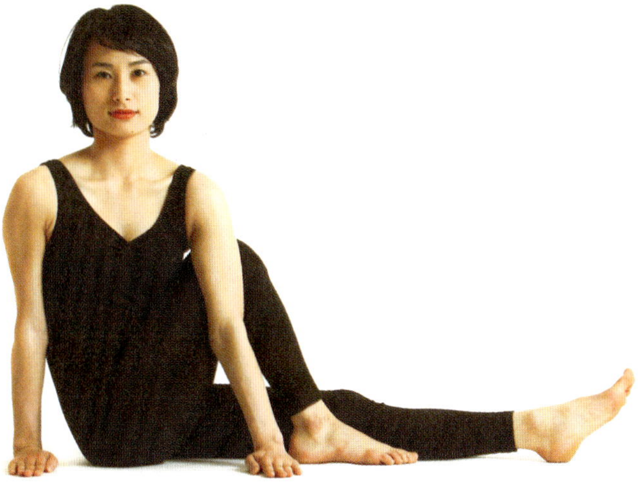

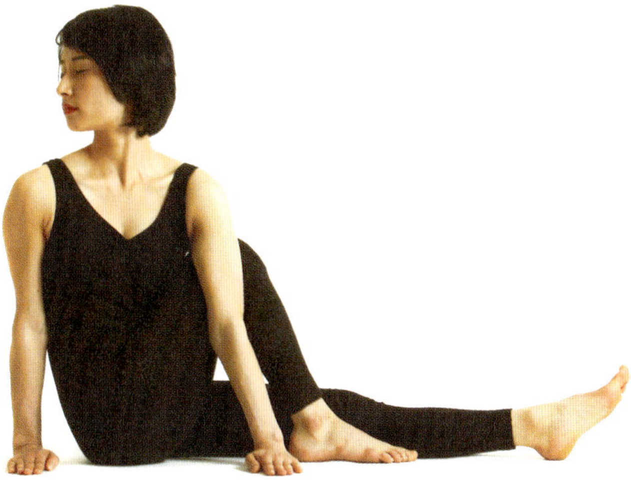

자세의 효과

목과 척추가 양쪽으로 크게 비틀려 근육의 긴장이 풀리고, 척추의 배열을 고르게 함으로써 잘못된 자세를 바로잡습니다. 척주의 유연성을 길러주며 복부 기관들에도 적절한 압력으로 자극을 주어 각 기능들이 활성화됩니다. 척추신경을 자극하고 조율함으로써 경추 및 흉추, 요추의 통증과 좌골 신경통을 완화시키며 개선합니다.

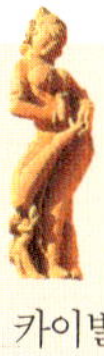

참고

성자聖者의 자세Matsyendrasana와 비슷한 효과를 가지는 자세로, 전통요가 연구소 카이발야다마Kaivalyadhama를 설립한 스와미 꾸발라야난다Swami Kuvalayananda가 일반인들도 실행할 수 있도록 단순화시켜 소개한 것입니다.

상체 비틀어 엎드린 자세 Bhu-Namanasana

- 등을 바닥에 대고 눕습니다.
- 다리를 어깨너비보다 조금 더 넓게 열고, 발뒤꿈치가 바닥에서 떨어지지 않게 고정시킵니다.
- 목 뒤쪽에서 깍지를 낀 상태에서 상체를 일으킨 후 왼쪽으로 엎드리며 이마와 팔꿈치를 바닥에 붙입니다.
- 천천히 원래의 위치로 되돌아와 같은 방법과 순서에 따라 반대편으로 엎드립니다.
- 깍지를 낀 상태에서 발을 벌려 엎드립니다.
- 머리와 가슴을 들어올리며 어깨와 상체를 비틀어 팔꿈치가 바닥에 닿도록 노력합니다.

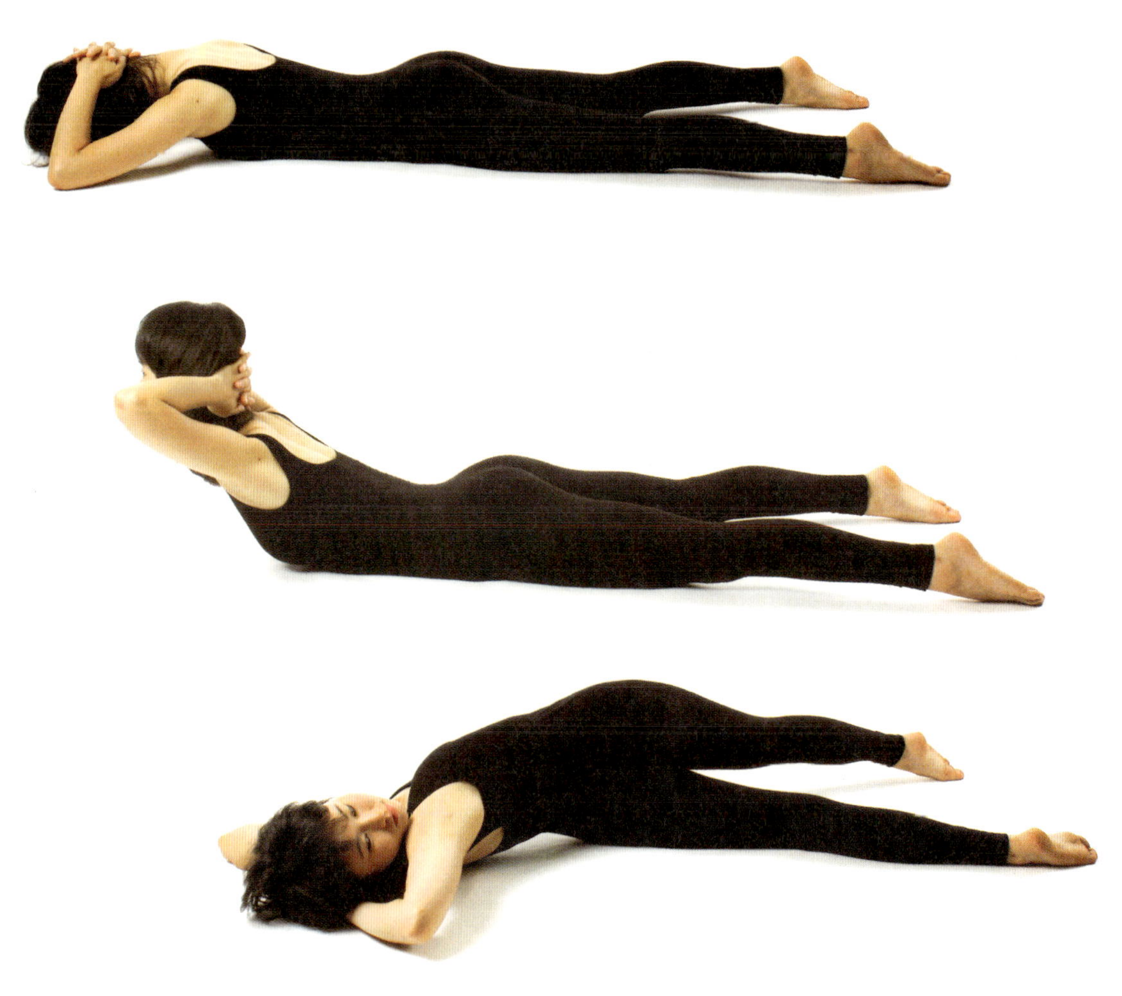

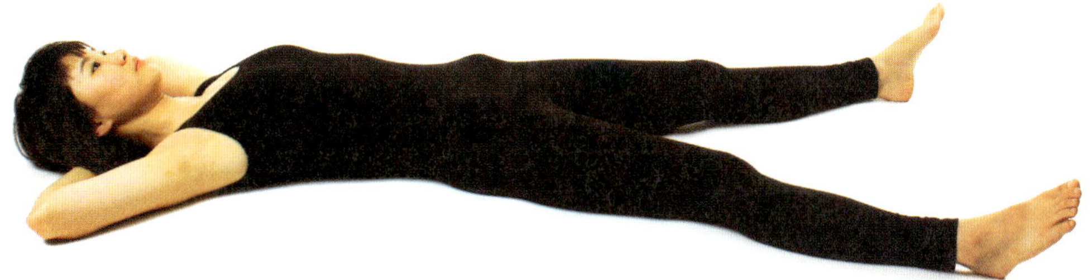

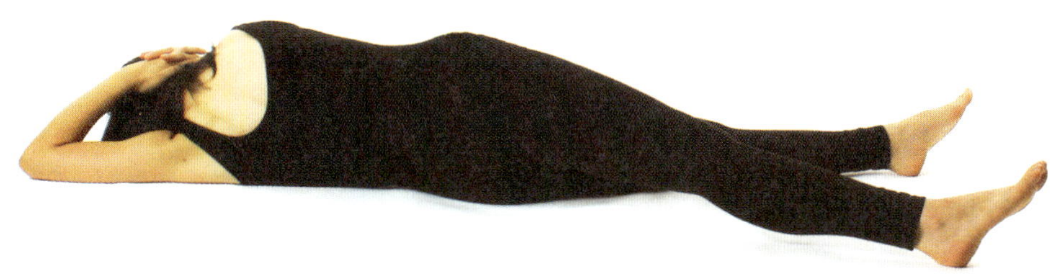

🌀 유의할 점

발뒤꿈치는 고정되어야 하고 팔꿈치가 바닥에 닿을 수 있도록 노력합니다.

☀ 자세의 효과

등 근육의 긴장을 풀어 유연하게 하고, 척주신경을 자극하여 육체적 치우침이나 생리기능을 정상으로 조절합니다.

반 비틀기 자세 Ardha-Matsyendrasana

- 상체를 바르게 하여 앉은 다음 다리를 펴서 가지런히 모읍니다.
- 왼쪽 다리를 접어 오른쪽 허벅지 안쪽으로 밀어 넣고, 발뒤꿈치는 오른쪽 엉덩이 바깥쪽에 붙입니다.
- 오른쪽 다리를 구부려 발바닥은 왼쪽 허벅지와 무릎 근처에 붙여둡니다.
- 왼팔을 접어 겨드랑이를 오른쪽 무릎 바깥쪽에 깊숙이 끼우고 팔을 뻗어 오른쪽 발목이나 엄지발가락을 붙잡습니다.
- 상체를 오른편으로 비틀면서 오른 손등은 허리에 깊숙하게 끼워 넣습니다.
- 가슴과 양 어깨를 펴고, 고개를 돌려 오른쪽 어깨와 나란히 한 상태로 눈을 감습니다.
- 자연스런 숨을 유지하며 어떠한 의식의 흐름도 단절한 채 명상합니다.
- 눈을 떠 머리를 제 위치로 돌린 후, 오른손과 왼팔을 풀며 양 다리를 차례로 가지런히 합니다.
- 같은 방법과 순서에 따라 반대편으로 진행하고 돌아옵니다.

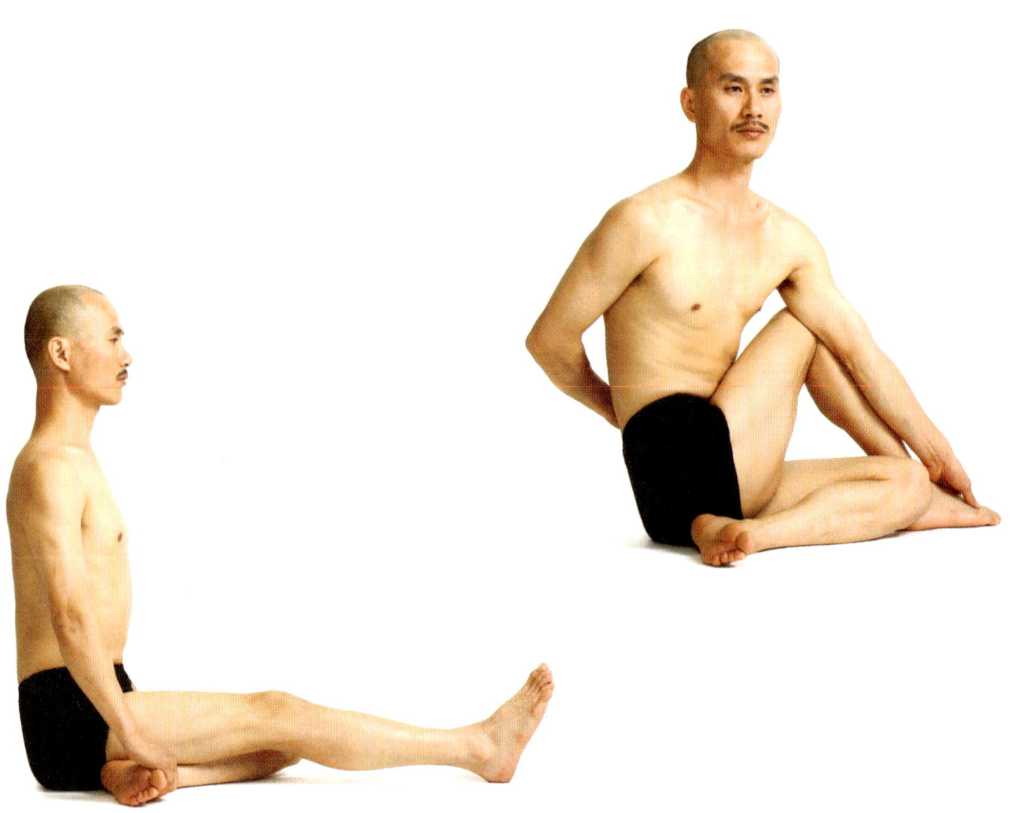

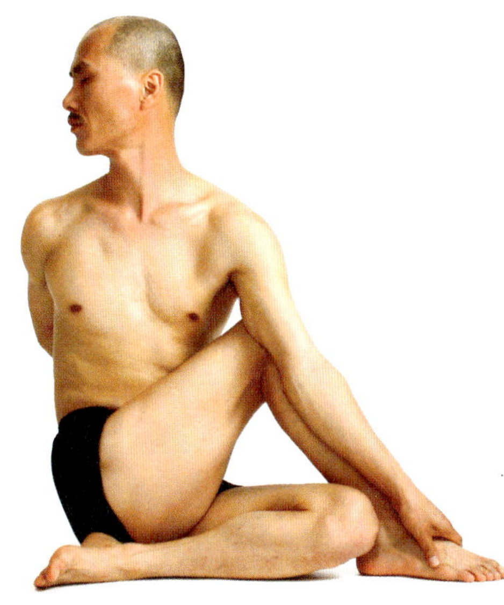

🛞 유의할 점

이 비틀기 자세는 앞으로 숙이거나 뒤로 젖히는 자세 후에 실행함으로써 몸의 균형과 조화를 찾게 합니다. 가능한 한 상체를 바르게 세워 등이 구부러지거나 어깨가 움츠러들지 않게 합니다.

무리하게 다른 사람의 도움을 받아서는 안 되며, 자신이 비틀 수 있는 한도까지만 합니다. 임산부는 이 자세를 피해 부담이 적고 무리가 없는 가벼운 비틀기 자세로 숙련된 수련자의 안내에 따라 실행할 것을 권합니다.

소화기의 장애로 인한 통증이나, 탈장 및 갑상선기능 항진증 등의 증상이 있는 경우는 이 자세를 하지 않아야 합니다. 척추간판 탈출증과 좌골신경통 등의 질환을 가진 사람들에게는 매우 좋은 효과를 줍니다. 그러나 상태에 따라 적절한 전문가의 조언과 주의는 반드시 필요합니다.

☀ 자세의 효과

한쪽으로 몸을 비트는 과정에서 등 근육의 이완과 복부의 수축이 동시에 이루어집니다. 척추신경을 자극하고 등 근육을 유연하게 하여 근육통이나 경련을 경감시키며, 척추골들의 과중한 압력과 부담을 줄여 줍니다. 또한 내장의 압력을 높임으로써 숙변과 노폐물들을 제거하는 데도 효율적입니다. 내분비기능이 원활해져서 아드레날린과 담즙 분비를 조절하며 소화불량이 해소됩니다.

비염과 꽃가루 알레르기, 기관지염, 대장염, 변비증, 당뇨 및 월경불순과 그에 따른 통증과 요실금, 어깨관절의 경직과 경추염 등의 질환에도 매우 효과적인 자세로 추천됩니다.

🗿 참고

이 자세는 척주를 비트는 자세인 바크라사나Vakrasana의 발전된 형태로, 하타-요가 Hatha-yoga의 위대한 스승인 마첸드라나타 Matsyendranatha의 이름을 따서 명명되었습니다. 아르다Ardha란 '절반'이란 뜻으로, 완전한 마첸드라Matsyendra의 자세는 아닙니다. 상급과정에서 성자의 자세로 소개되는 완전한 자세는 일반인들이 하기엔 너무 어렵습니다. 이런 이유로 비슷한 효과를 가지면서 수행하기 쉬운 형태로 변형된 중요한 전통요가 자세입니다.

- 다리를 어깨너비로 열고 서서 상체를 앞으로 숙여 머리를 양 무릎 사이에 가까이 합니다.
- 다리를 약간 구부려 무릎 바깥쪽으로 팔을 감싸면서 목 뒤로 손가락을 깍지 끼워 잡은 다음 무릎을 폅니다.
- 다시 무릎을 구부려 천천히 깍지를 풀고, 머리를 들어 올리며 상체를 바르게 세웁니다.

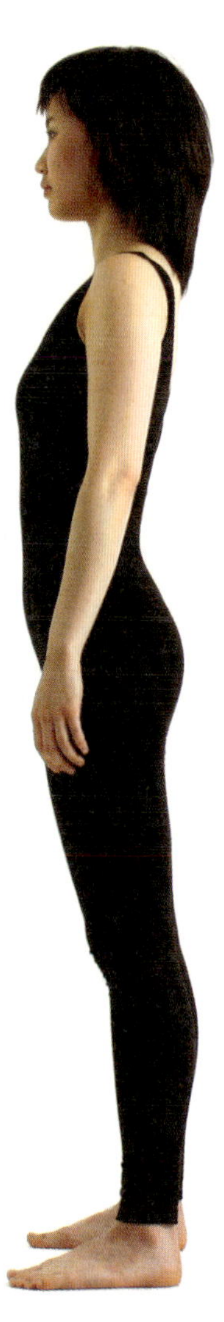

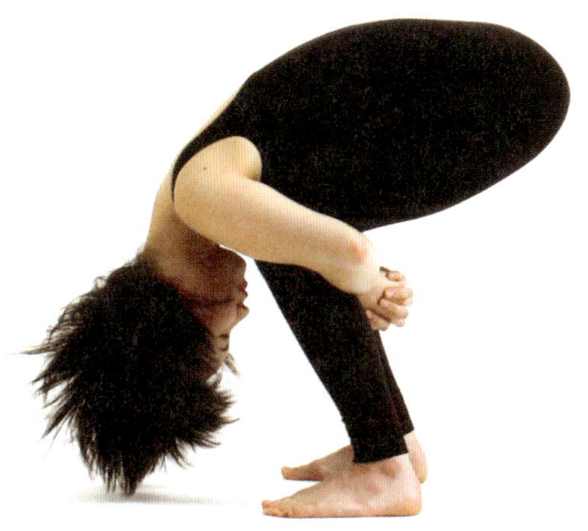

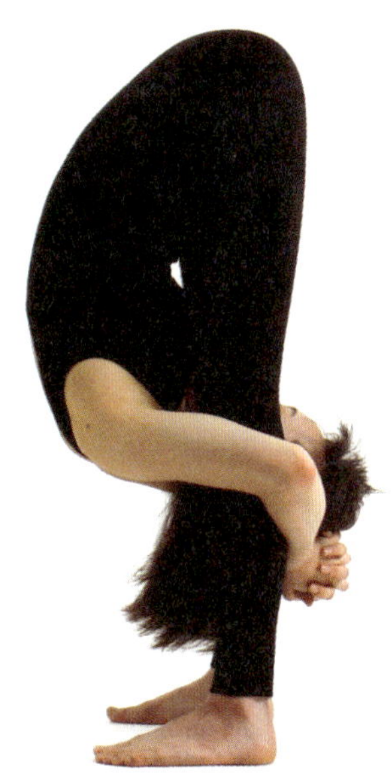

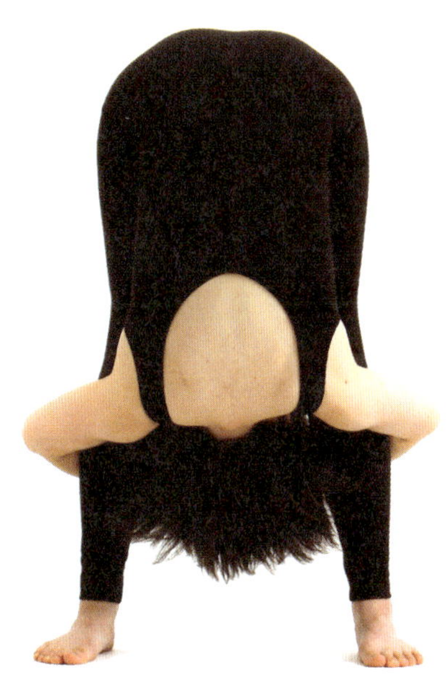

자세의 효과

다리 뒤쪽의 근육을 풀어주고, 어깨와 허리, 척주의 긴
장을 풀어 혈액 순환을 원활하게 합니다.

- 발끝을 가지런히 모으고 똑바로 서서 왼쪽 다리를 구부려 발목을 오른쪽 허벅지 위에 깊숙이 끌어당겨 올려둡니다.
- 상체를 앞으로 숙이면서 손바닥을 오른발의 양 옆으로 붙이고, 이마를 정강이 가까이 끌어옵니다.
- 지지한 오른쪽 다리의 무릎이 구부러지지 않도록 유의합니다.
- 바닥에서 손을 떼고 다시 천천히 역순으로 돌아와, 다리를 바꾸어 같은 방법으로 실행합니다.

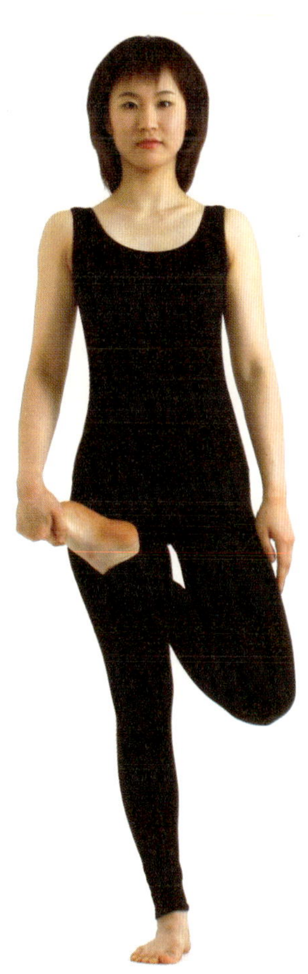
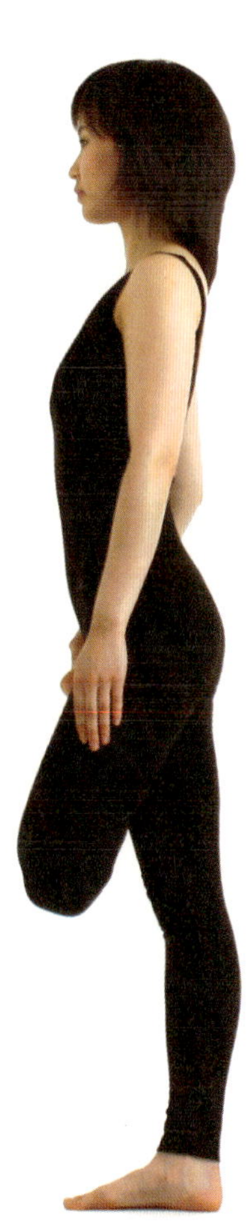

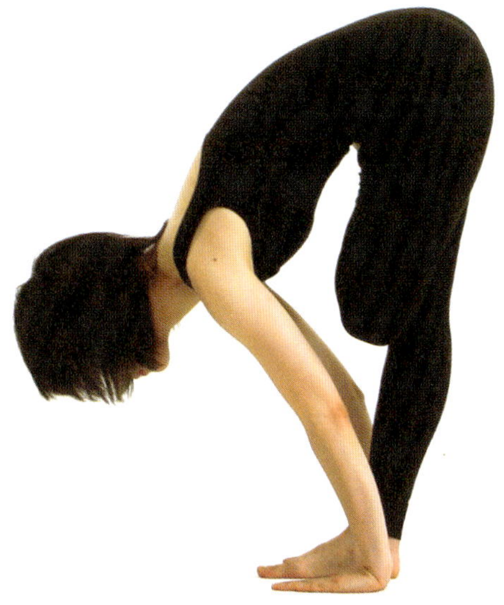

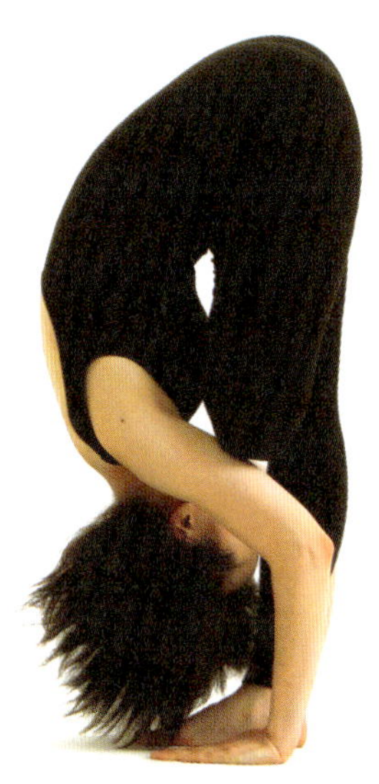

🎡 유의할 점

좌골 신경통, 척추간판 탈출증, 탈장, 고혈압 등의 증세
가 있는 경우에는 실행하지 않아야 합니다. 이 자세는
코브라 뱀 자세Bhujangasana 및 수레바퀴 자세
Cakrasana, 활 자세Dhanurasana 등 상체를 후굴시킨 자
세 이후에 균형을 위하여 실행할 수 있습니다.

🌞 자세의 효과

소화기능을 촉진하고 변비를 제거하여 배설과 혈액순환
을 향상시키며 강한 하체를 만듭니다.

- 발끝을 가지런히 하여 바르게 서서, 양손을 허벅지 측면에 붙여 둡니다.
- 손을 위로 들어 올렸다가 천천히 상체를 아래로 낮추어 발바닥 옆에 손바닥을 놓고 이마는 다리에 붙입니다.
- 양손으로 발목 뒤쪽을 붙잡고, 팔꿈치를 뒤로 모으며 상체를 다리에 밀착시킨 상태로 유지합니다.
- 진행의 반대의 순서로 되돌아옵니다.

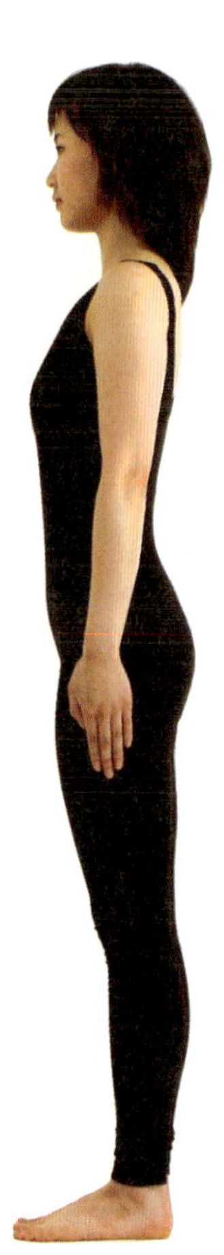
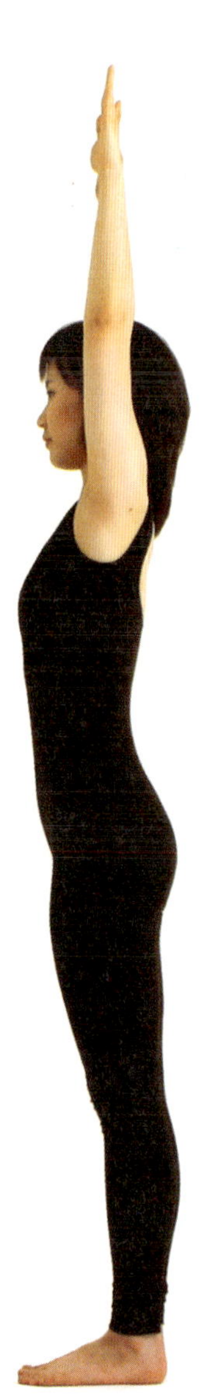

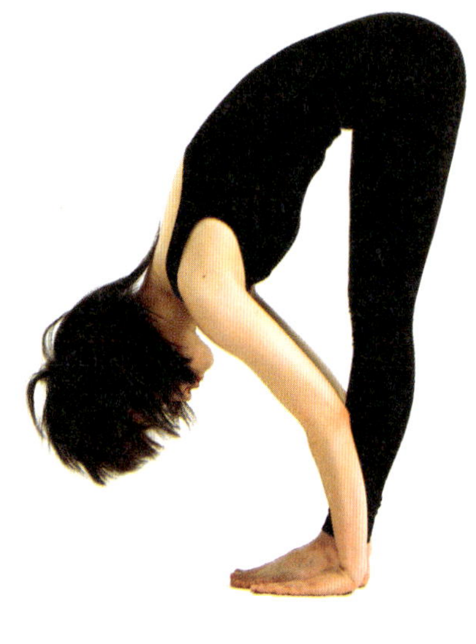

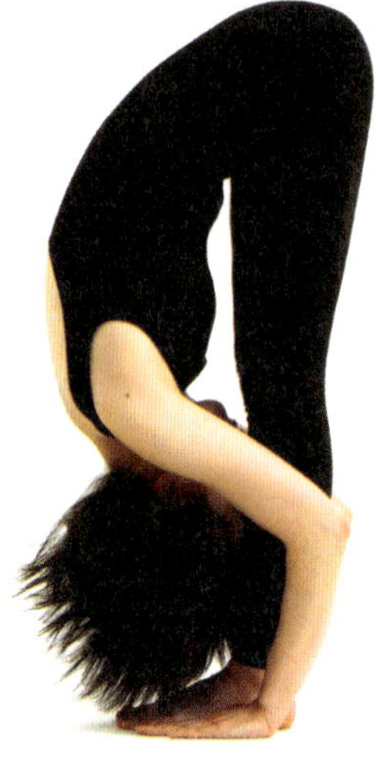

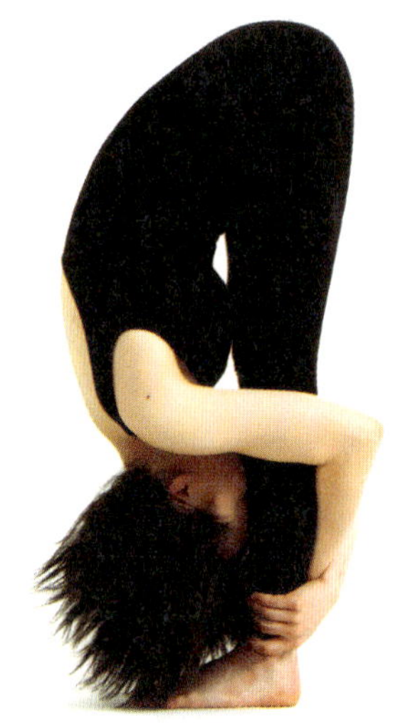

✸ 유의할 점

무릎이 구부러지지 않게 하고, 몸의 균형이 무너지지 않
도록 의식을 집중합니다. 몸을 뒤로 젖히는 자세의 반대
동작으로 실행할 수 있으나 좌골 신경통, 심장병, 고혈
압, 탈장 등의 질환을 가진 경우에는 실행하지 않아야
합니다.

☀ 자세의 효과

소화기계를 자극하여 위장의 가스를 경감시키고 소화불
량과 변비증을 완화합니다. 척주신경들을 자극하고 조
율하며, 뇌로 공급되는 혈액량을 늘리고 뇌하수체 및 갑
상선 등의 내분비 기능을 향상시킵니다.
또한 대사기능을 높여 생기를 북돋우며, 점액의 분비를
촉진하여 인후 및 비강의 질환이 개선됩니다.

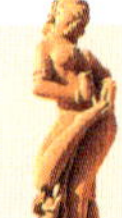

참고

앉아서 실행하는 등 펴기 자세
Paschimottanasna와 같고 해맞이 자세Surya-
namaskara에서 2회 반복되는 제2번, 11번 동작과
같은 자세입니다. 등을 펴는 실행 자세들에서 서
거나 앉아서, 또는 손의 위치만 다를 뿐 동일한
효과를 가집니다.

뒤로 젖히는 자세

뒤로 젖히는 자세들은 척주를 지지하는 등 부위의 근육을 고르게 조율함으로서 균형을 잃은 근육에 의해 야기되는 문제점들을 개선하고 정상화합니다. 또한 복부 압력을 높임으로서 복부를 탄력 있게 하고 골반 내 기관들의 기능을 원활하게 합니다.

요가의 모든 자세들은 전체적으로 근육의 수축과 이완을 반복함으로서 특정 부위로 힘이 편중되는 것을 방지해줍니다. 근육의 경직을 풀어 혈액 순환이 순조로워지면 탁한 혈액이 어느 부위에도 고이지 않으므로 질병이나 통증이 나타나지 않습니다.

수직으로 쌓여진 척추골들과 그 사이 완충작용의 추간판Disk으로 구성된 척주를 지지하고 지원하는 역할을 하는 것이 등의 근육입니다. 좌골 신경통을 비롯하여 적추염, 관절염, 척추간판 탈출증, 척주 만곡증과 같은 대부분의 등 부위 질환들은 등근육의 경직과 불균형에서 생겨납니다. 종횡으로 이어진 등근육의 수축과 확장을 일일이 다 맞출 수는 없지만, 요가 자세들을 통하여 좌우의 수축력을 조절하고 자연스럽게 균형을 찾을 수 있습니다. 또한 척주는 신체의 모든 신경 및 기관과 근육을 조율하고 전달하는 통로이기 때문에 비틀림이 일어나지 않도록 끊임없이 살펴야 합니다.

몸을 한껏 뒤로 젖혀 가슴을 확장하는 적극적인 자세는 세상에 대한 포용력과 자신감을 길러줍니다. 가슴을 확장하여 폐활량을 크게 하고 척주 마디를 자극하여 습관적으로 편향된 척주를 바로잡아줌으로서 몸을 유연하게 하고 바른 자세를 가지게 합니다. 또한 기운의 순환을 순조롭게 하여 정신적으로도 고정관념이나 불안한 심리상태에서 벗어나 보다 자신감 있게 세상과 만날 수 있게 하는 태도를 형성하여 줍니다.

- 다리를 어깨너비로 열고 서서 양손을 엉덩이 뒤쪽에 붙입니다.
- 무릎을 구부리고 배를 앞으로 내밀면서 머리와 상체를 뒤로 젖힙니다.
- 엉덩이에 붙인 손을 내려 각각의 발목을 붙잡습니다.
- 자연스럽게 호흡하며 균형을 잡습니다.
- 진행의 반대 순서로 되돌립니다.
- 상체를 앞으로 숙이는 등 펴기 자세Paschimottanasna나 바람빼기 자세Pavanmuktasana 등의 반대자세로 실행한 후, 사바사나Savasana로 휴식합니다.

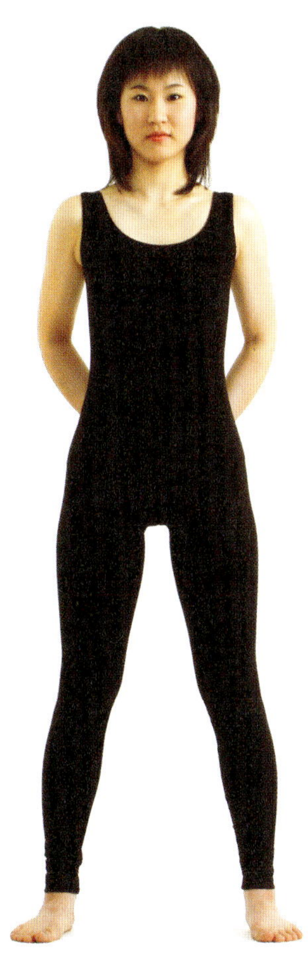

✸ 유의할 점
고혈압, 빈혈, 동맥경화증, 위장질환 및 요추에 이상이 있는 경우에는 이 자세를 실행하지 않습니다.

✸ 자세의 효과
근육의 뭉침을 풀고 하체를 튼튼하게 하여 몸의 균형능력을 향상시킵니다. 복부 기관과 척주신경을 자극하며 혈액순환에도 도움을 줍니다.

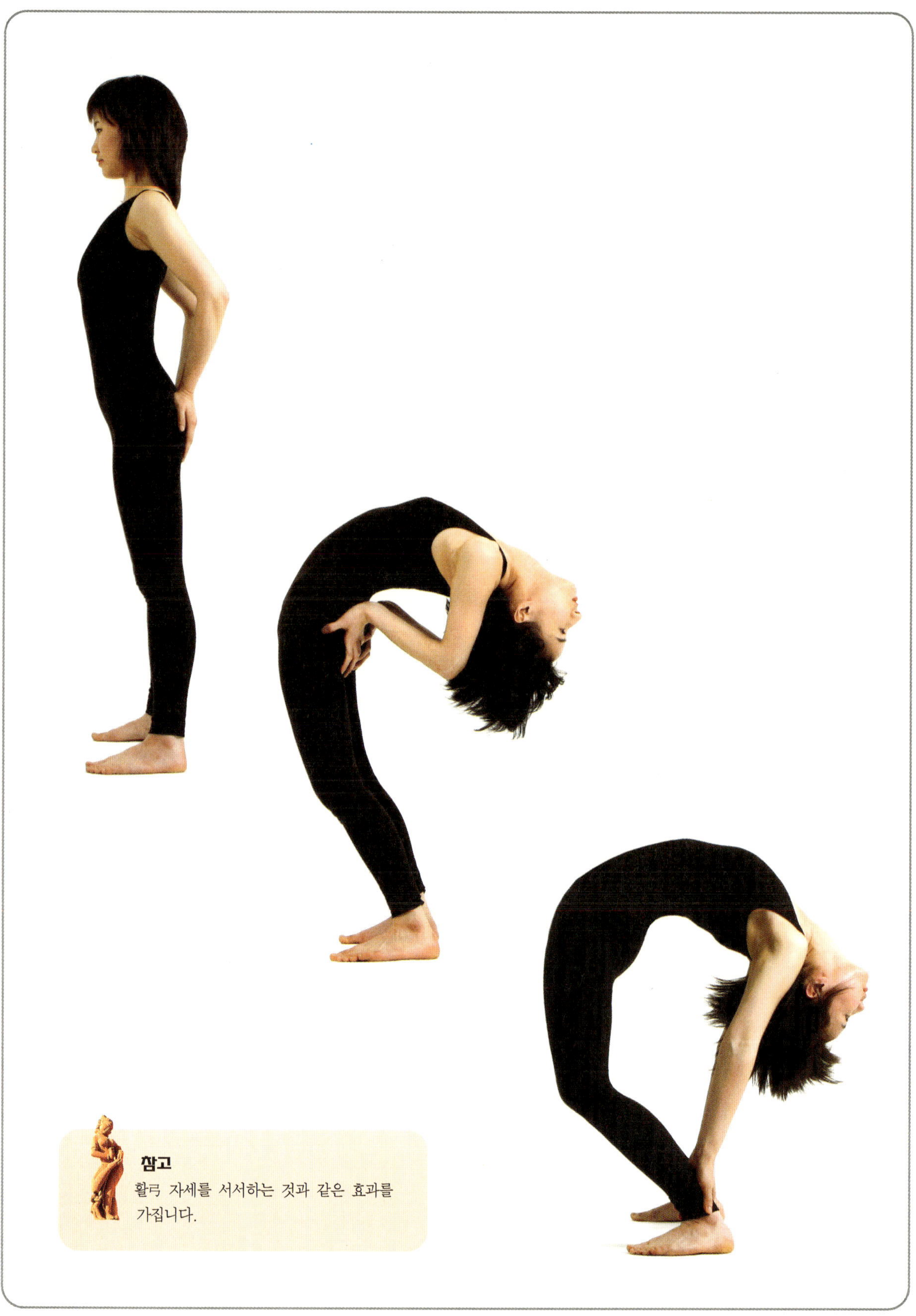
참고
활력 자세를 서서하는 것과 같은 효과를
가집니다.

Tiryaka-Tadasana 흔들리는 야자나무 자세

- 다리를 어깨너비보다 조금 더 넓게 열고 서서 양손을 머리 위에서 깍지 끼워 느릿하게 위로 끌어올립니다.
- 팔꿈치를 펴서 귀 가까이에 붙이고, 상체가 앞뒤로 구부러지지 않게 주의하며 오른쪽으로 기울입니다.
- 잠시 멈추었다가 천천히 바로 세운 후, 깍지 낀 손을 정수리 위에 올려놓고 눈을 감고 잠시 숨을 고릅니다.
- 눈을 떠서 다시 깍지 낀 손을 머리 위로 밀어올리고 느릿하게 왼쪽으로 상체를 기울입니다.
- 몸 전체의 균형을 잃지 않게 하고, 늘어난 옆구리가 긴장하지 않도록 유연한 느낌으로 실행합니다.
- 어느 정도 자세를 유지한 다음 느릿하게 상체를 바로 세우고, 다시 손을 머리 위에 낮추고 눈을 감은 상태에서 몸의 느낌을 살피며 숨을 고릅니다.
- 몇 차례 반복할 수 있으나, 아주 느릿하게 한 차례만 실행하는 것으로도 충분한 느낌을 가질 수 있습니다.

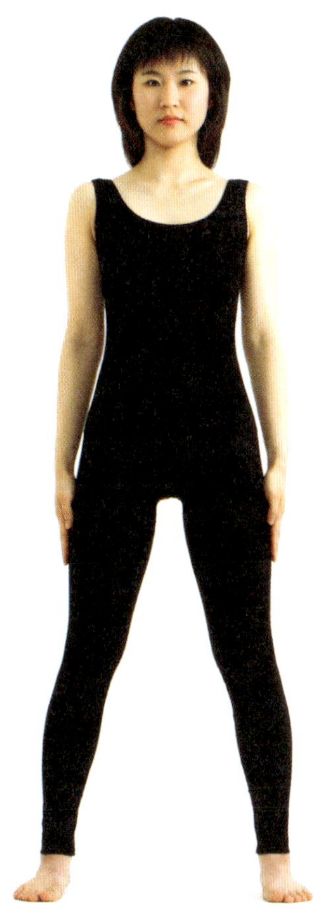
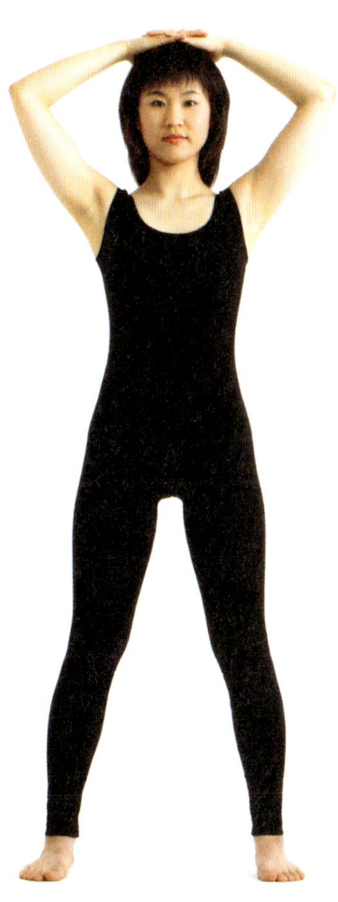

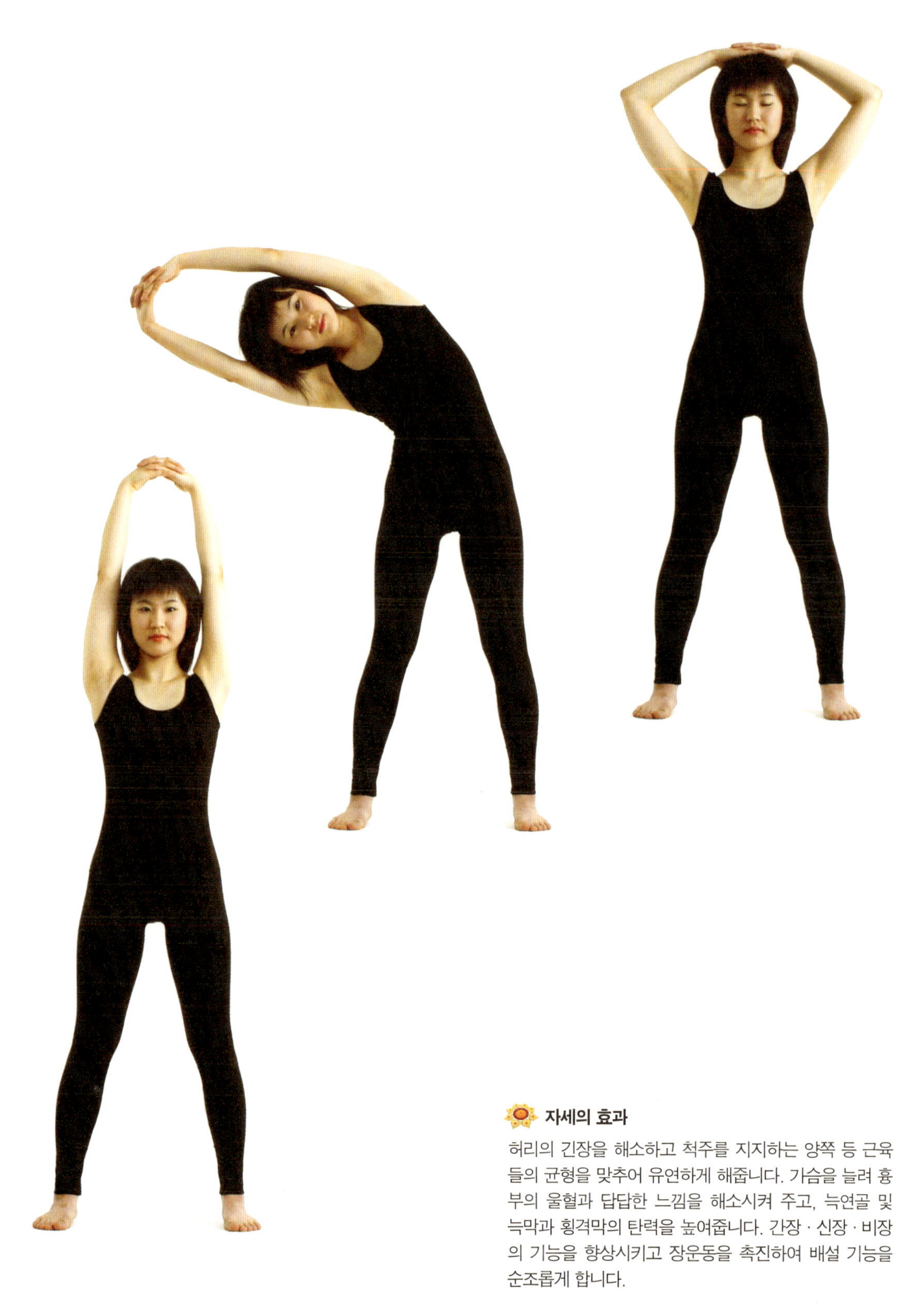

허리의 긴장을 해소하고 척주를 지지하는 양쪽 등 근육들의 균형을 맞추어 유연하게 해줍니다. 가슴을 늘려 흉부의 울혈과 답답한 느낌을 해소시켜 주고, 늑연골 및 늑막과 횡격막의 탄력을 높여줍니다. 간장·신장·비장의 기능을 향상시키고 장운동을 촉진하여 배설 기능을 순조롭게 합니다.

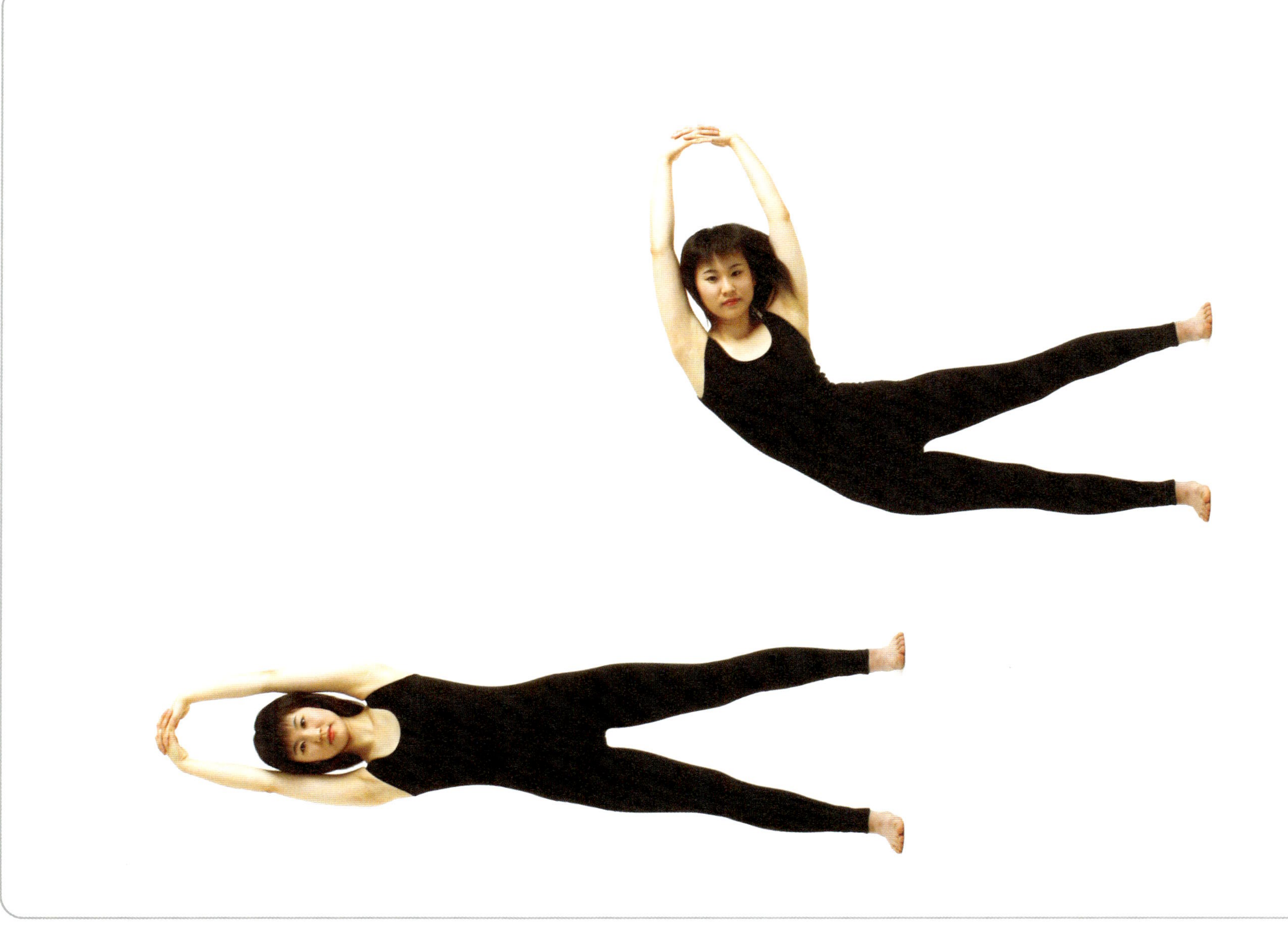

상체 돌리기 Triyaka-Kati-Cakrasana

- 다리를 어깨너비로 열고 바르게 섭니다.
- 양쪽 팔과 어깨의 긴장을 풀고, 양쪽 엄지발가락은 그대로 고정시킨 상태에서 오른발 뒤꿈치를 왼쪽 엄지 발가락 쪽에 가까이 붙입니다.
- 이때 상체와 양팔은 오른쪽을 향하게 합니다.
- 느릿하게 제자리로 돌아와, 왼발의 뒤꿈치를 오른쪽 엄지발가락에 가까이 붙이고 상체와 양팔이 왼쪽을 향하게 합니다.
- 마치 반원을 그리듯 연속적으로 반복하여 몸의 긴장과 피로감이 사라질 때까지 부드러운 음악에 맞추어 율동적으로 반복합니다.

자세의 변화

- 다리를 어깨너비보다 조금 더 넓게 열고 서서 어깨의 긴장을 풀고 늘어 뜨린 양팔을 왼쪽 방향으로 돌립니다.
- 고개도 같은 방향으로 돌려서 어깨 너머로 반대쪽 발뒤꿈치를 바라봅니다.
- 다시 상체와 양팔을 오른쪽으로 돌리고, 오른쪽 어깨 너머로 왼발의 뒤 꿈치를 바라봅니다.
- 느릿하게, 또는 밝은 음악에 맞추어 율동적으로 실행할 수 있습니다.
- 바닥에서 발이 떨어지거나 양 무릎이 구부러지지 않게 주의하며 10 회 이상 반복합니다.

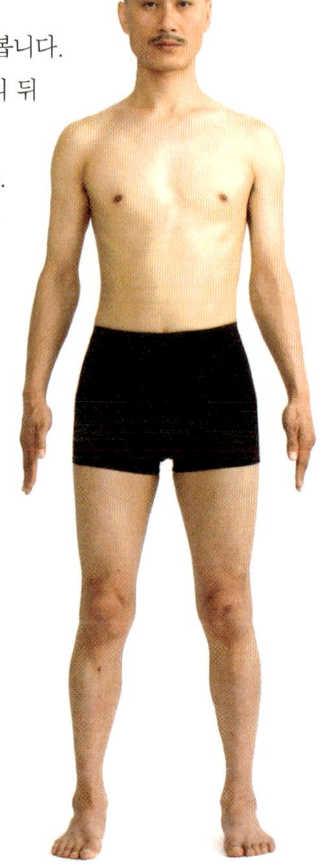

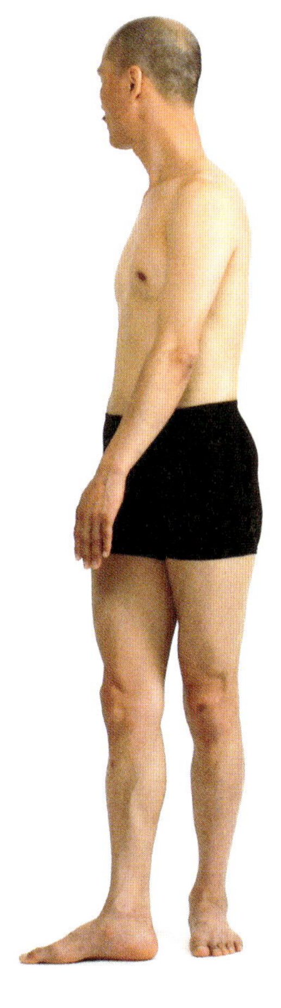 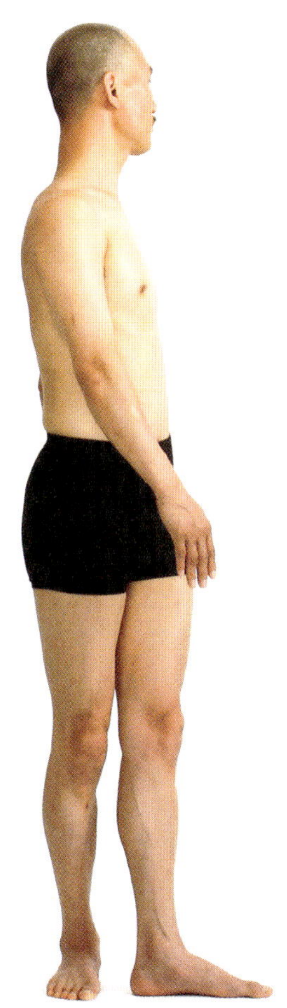

🌻 자세의 효과

어깨와 목의 긴장 및 허리근육의 강직을 해소하고 발목
과 무릎관절을 부드럽게 합니다.
심폐기능을 강화하고 소화기계통의 질환을 개선하며,
정신적 긴장과 비만을 해소하는 데도 좋은 방법입니다.

- 다리를 어깨너비로 열고 섭니다.
- 엉덩이 뒤쪽에서 두 손을 깍지 끼고, 상체를 천천히 앞으로 낮춥니다.
- 팔꿈치가 구부러지지 않게 주의하면서 깍지 낀 손을 위로 들어 올려 머리 뒤쪽으로 넘깁니다.
- 자세를 고정하여 잠시 멈추었다가 진행과정의 역순으로 되돌아옵니다.

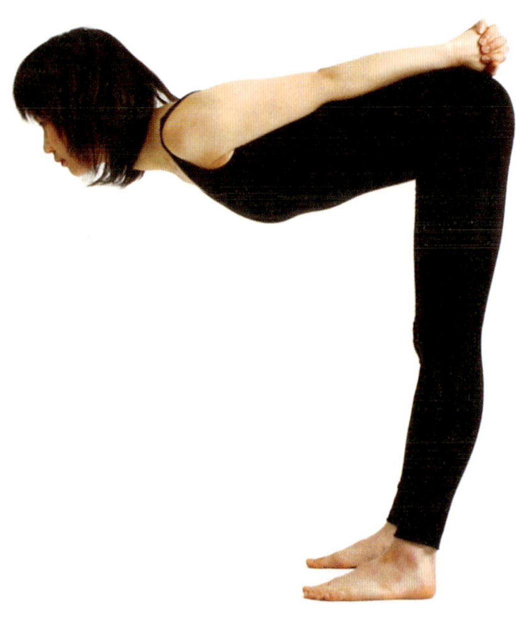

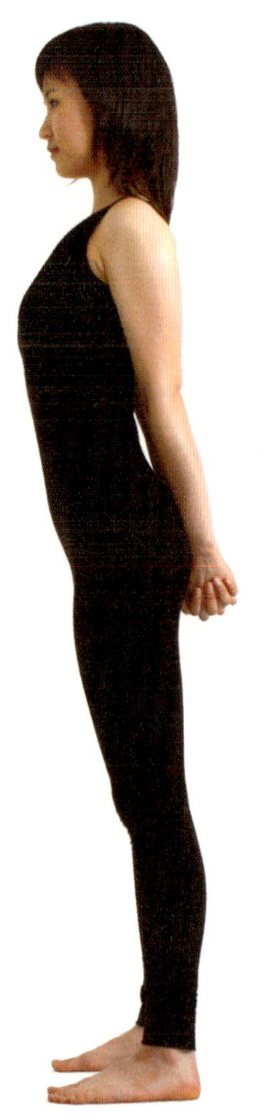

☀ 자세의 효과

다리 뒤쪽과 허리의 근육을 늘리고 어깨관절의 긴장을 풀어줌으로써 전신을 활기 있게 합니다.

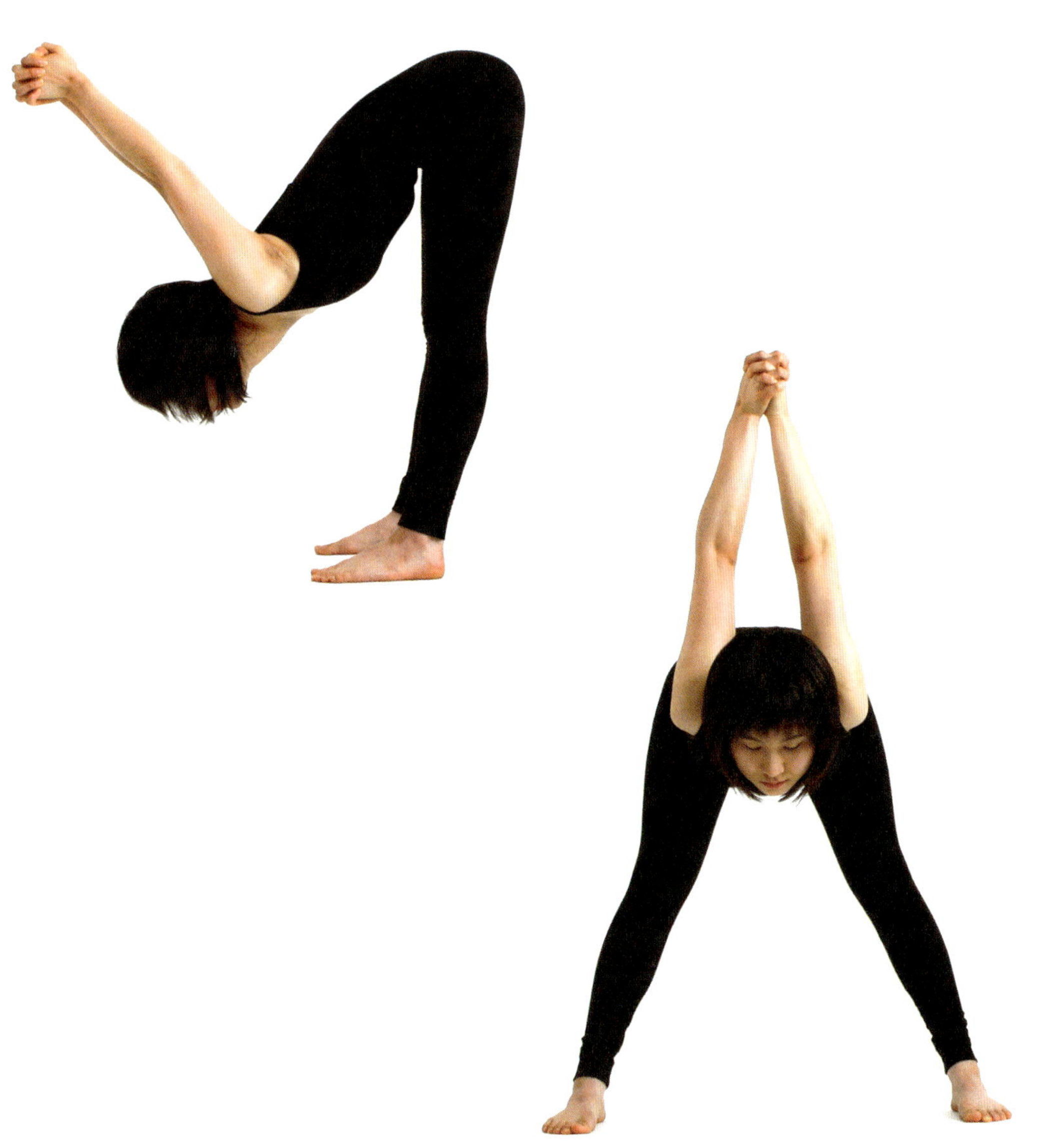

참고

산스크리트어 드위Dwi는 '둘' 을, 코나Kona는 '구부리다' 라는 뜻을 가지고 있습니다. 즉, '두 번 구부린다' 는 의미입니다. 완성 자세로 볼 때 다리와 상체가 하나의 각을, 상체와 팔이 또 하나의 각을 이루어 연이은 이중의 각을 만드는 데서 유래한 명칭입니다.

- 다리를 넓게 열고 서서 손과 이마를 바닥에 댑니다.
- 엉덩이 뒤에서 한손으로 다른 쪽 손목을 붙잡고, 발뒤꿈치는 들어 발끝으로 섭니다.
- 다시 손을 바닥에 대고 발뒤꿈치를 낮추면서 머리를 들어 상체를 일으킵니다.
- 잠시 동안 다리를 모으고 서 있다가 사바사나Savasana로 휴식합니다.

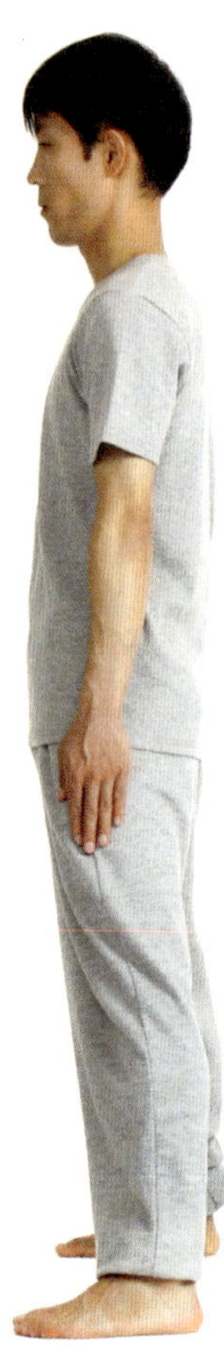
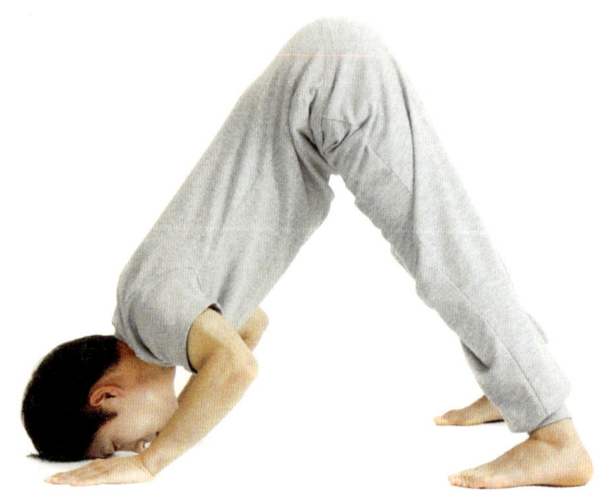

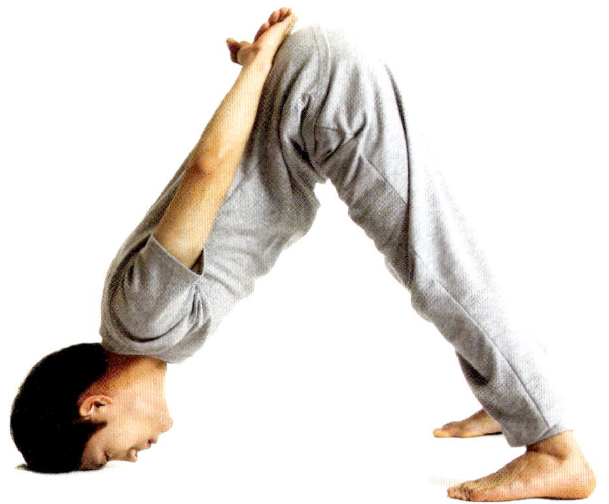

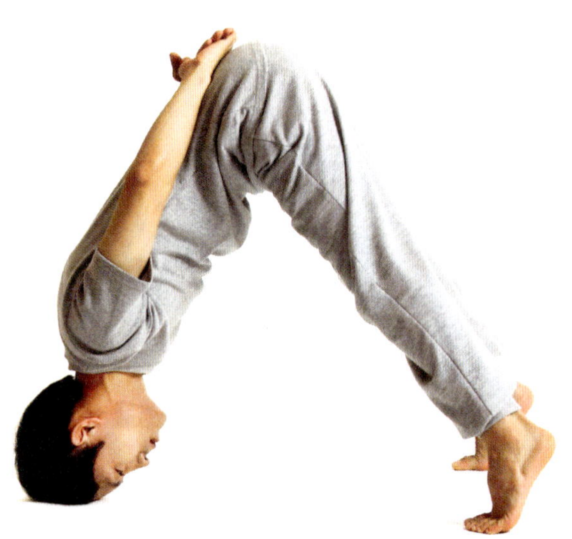

☀ 자세의 효과

목과 머리의 근육을 강화하고 신경계를 균형 있게 합니
다. 뇌에 충분한 혈액을 공급하여 저혈압에 특히 유익한
자세입니다. 물구나무서기Sirshasana의 예비적 자세로,
두뇌로 공급되는 혈류량의 증가에 익숙해지도록 정수리
로 체중을 지탱하는 연습이 됩니다.

바람 내보내기 | Vayu-Nishkasana

- 다리를 어깨너비로 열어 쭈그리고 앉아 양 발바닥 안쪽에 손가락 마디를 끼워 넣습니다.
- 상체를 위로 세우듯 가슴을 내밀면서 머리를 뒤로 젖힙니다.
- 엉덩이를 위로 들어 올리면서 무릎을 펴고 머리는 아래로 숙입니다.
- 등과 허리가 팽팽하게 펴진 상태로 잠시 자세를 유지한 후, 무릎을 구부리고 엉덩이를 낮추면서 머리를 바로 세웁니다.
- 5회 이상 반복 실행합니다.

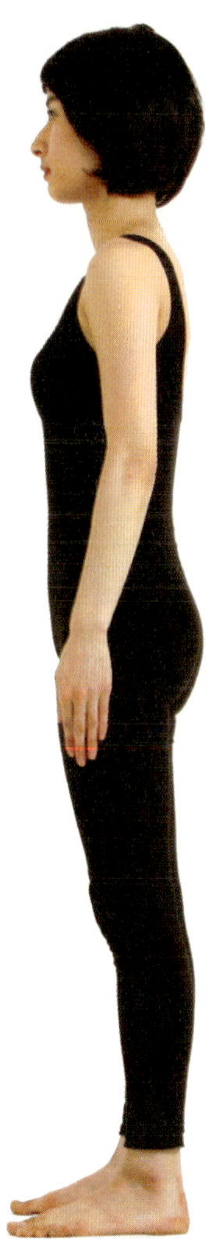

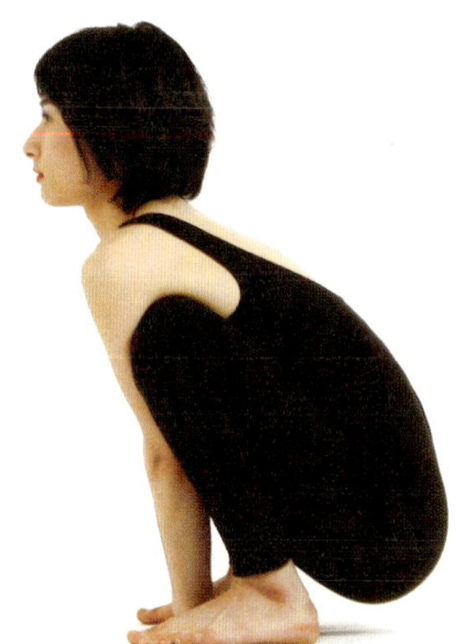

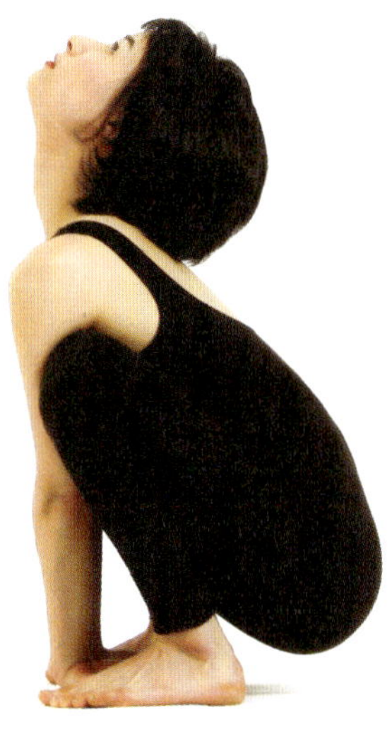

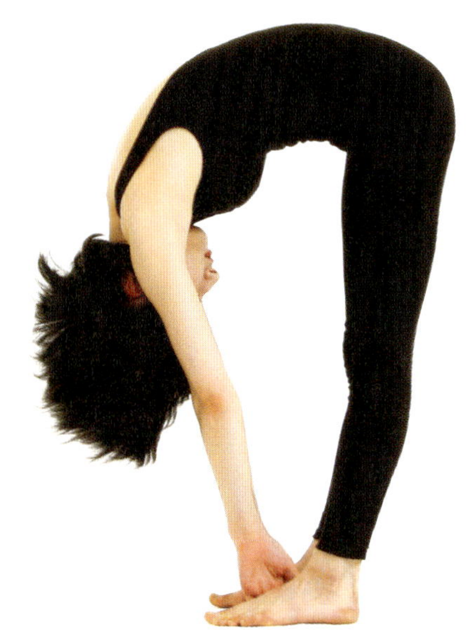

☀ 자세의 효과

경배자세Namaskarasana와 마찬가지로 양쪽 허벅지와
무릎, 어깨와 팔, 목의 신경과 근육에 유익한 효과를 가
져다줍니다. 골반에 위치한 여러 기관과 근육들을 적절
히 자극하고 내장을 압박함으로써 장의 가스 배출을 용
이하게 합니다.
등과 팔·다리 근육을 탄력 있고 유연하게 하며, 특히
척추를 늘려 전신에 활력을 줍니다. 신경계를 원활하게
조율함으로써 육체적·정신적 안정에도 유용한 자세입
니다.

참고

다리를 모아 손가락을 발가락 아래쪽에 끼
우고 실행할 수도 있습니다. 머리를 치켜
들 때의 시선은 미간에 고정시킵니다.

현인賢人 바시스타의 자세 Vashishthasana

- 발끝을 모으고 다리를 가지런히 하여 팔을 펴서 대퇴부에 놓습니다. 오른팔을 돌려 오른쪽 엉덩이 뒤에 곧게 펴서 지지합니다.
- 오른발의 바깥쪽을 바닥에 단단히 고정시킨 상태에서 왼발을 그 위에 얹습니다.
- 몸을 곧게 하여 균형을 유지하고 왼쪽 무릎을 구부려 엄지발가락을 붙잡습니다.
- 구부린 무릎을 펼치면서 다리를 수직으로 들어 올리고, 고개는 돌려 시선을 왼쪽 엄지발가락에 고정시킵니다.
- 팔과 다리를 곧게 편 상태로 몸의 균형을 잡습니다.
- 완성자세에서 숨을 멈추어 잠시 집중하되 지나치게 긴장하지 않도록 합니다.
- 왼쪽 무릎을 구부리고 발가락을 풀어놓은 후 처음의 자세로 돌아와 자연스럽게 호흡하며 휴식합니다.

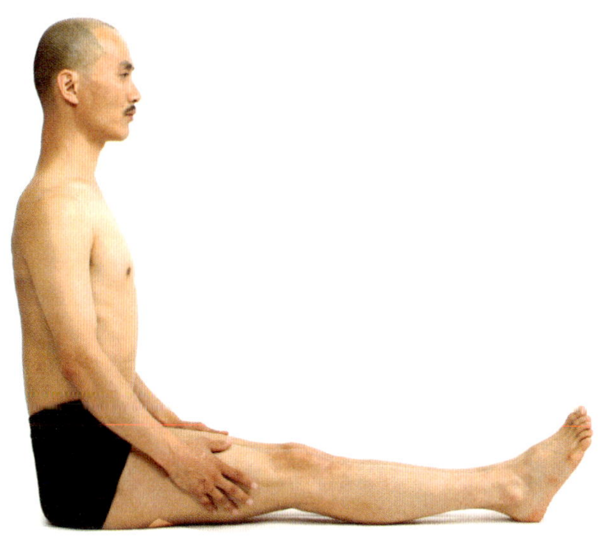

🌼 자세의 효과

신경계의 균형을 향상시키는 자세입니다. 다리 근육을
유연하게 해줌과 동시에 팔 근육을 강화하고 등 아래쪽
의 근육을 강하게 단련시킵니다.

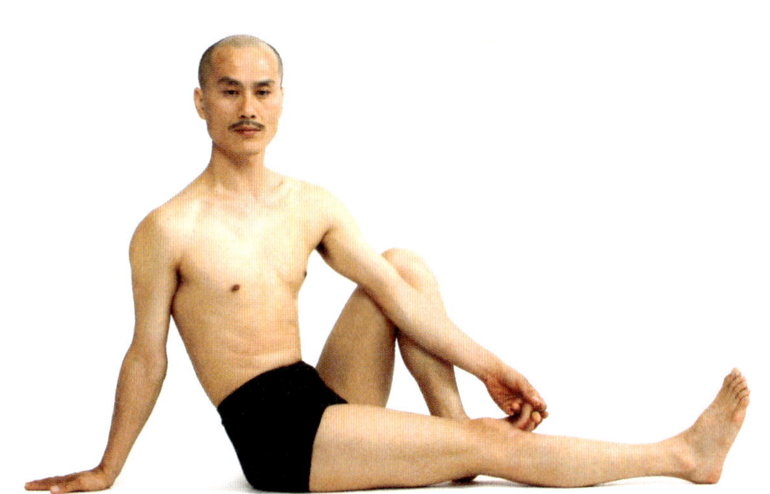

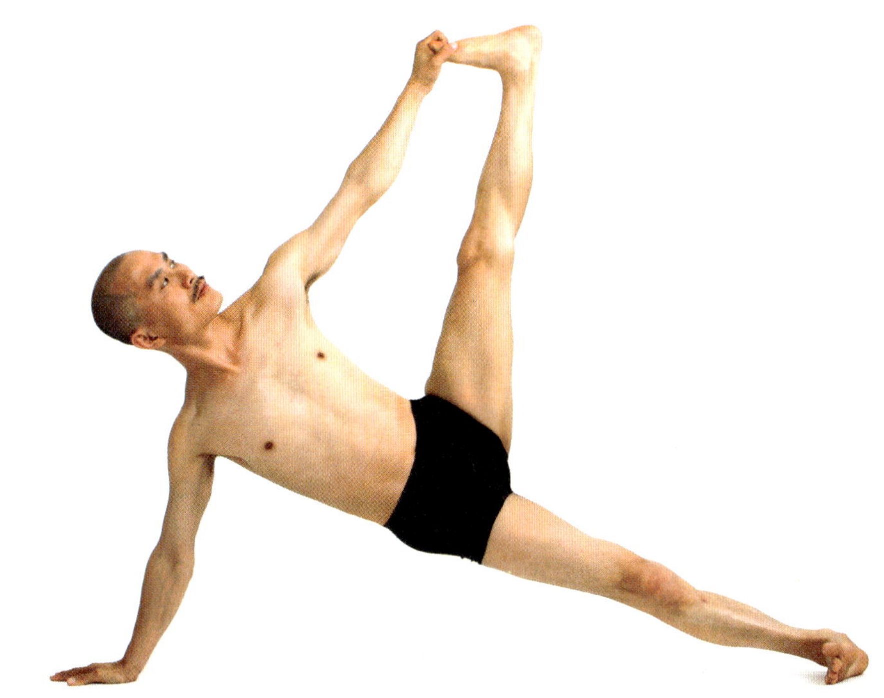

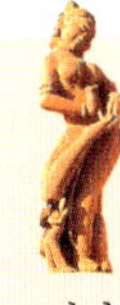

참고

바쉬스타Vashishtha는 베다시대 말기에 활동했던 갸나-요가Jnana-yoga의 전승자로, 시바Siva 신의 가르침을 전한
수많은 요가 성자의 계보系譜를 잇는 전설적인 인물입니다. 대지에 풍요를 주는 북두칠성으로 묘사되기도 합
니다.

한 다리로 선 자세 Eka-Padsikandasana

- 발끝을 가지런히 모아 똑바로 서서 가슴 앞에서 손바닥을 맞붙이거나 깍지를 낍니다.
- 오른발은 한걸음 뒤로 빼고, 왼쪽 무릎은 약간 구부립니다.
- 정면에 시선을 고정시키고, 가슴 앞에 모은 손을 위로 치켜 올린 다음 바닥에 나란히 상체를 낮춥니다.
- 오른쪽 다리를 곧게 펴서 들어 올리며 왼쪽 무릎을 완전히 폅니다. 팔과 치켜든 다리가 바닥과 평행을 이룬 상태에서 정지합니다.
- 진행 순서의 반대로 돌아와 같은 순서와 방법으로 발을 바꾸어 실행합니다.

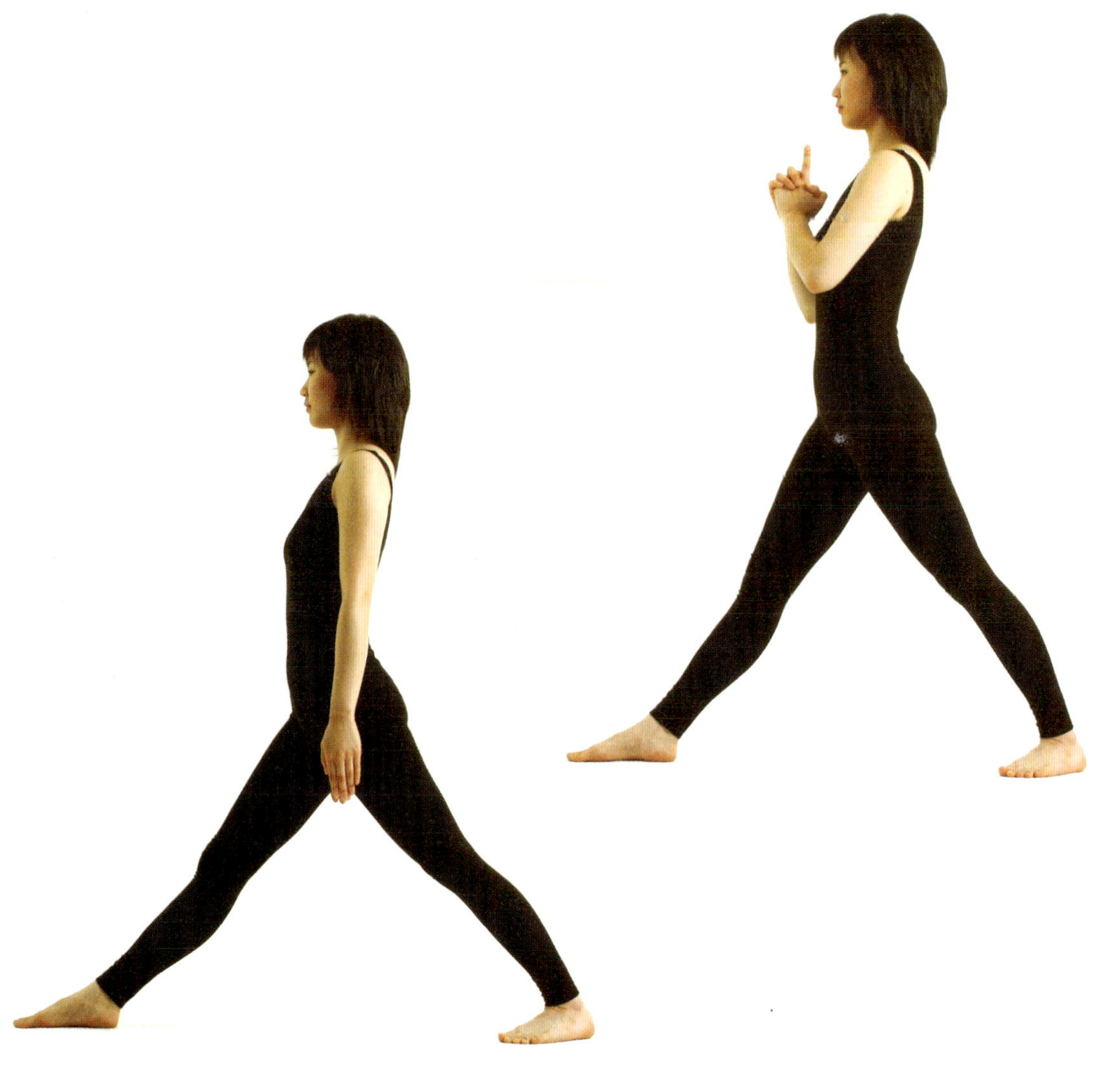

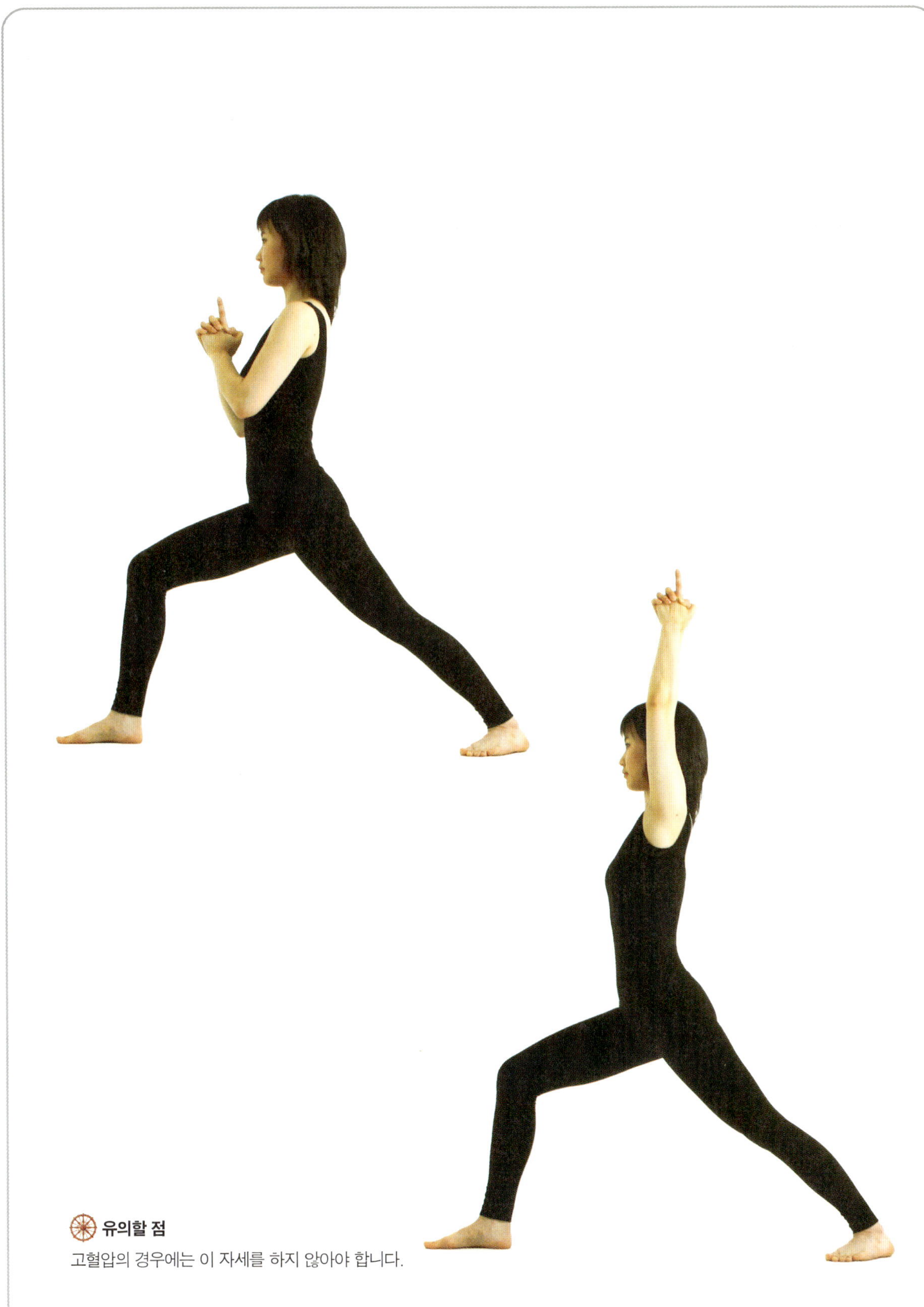

⊛ 유의할 점

고혈압의 경우에는 이 자세를 하지 않아야 합니다.

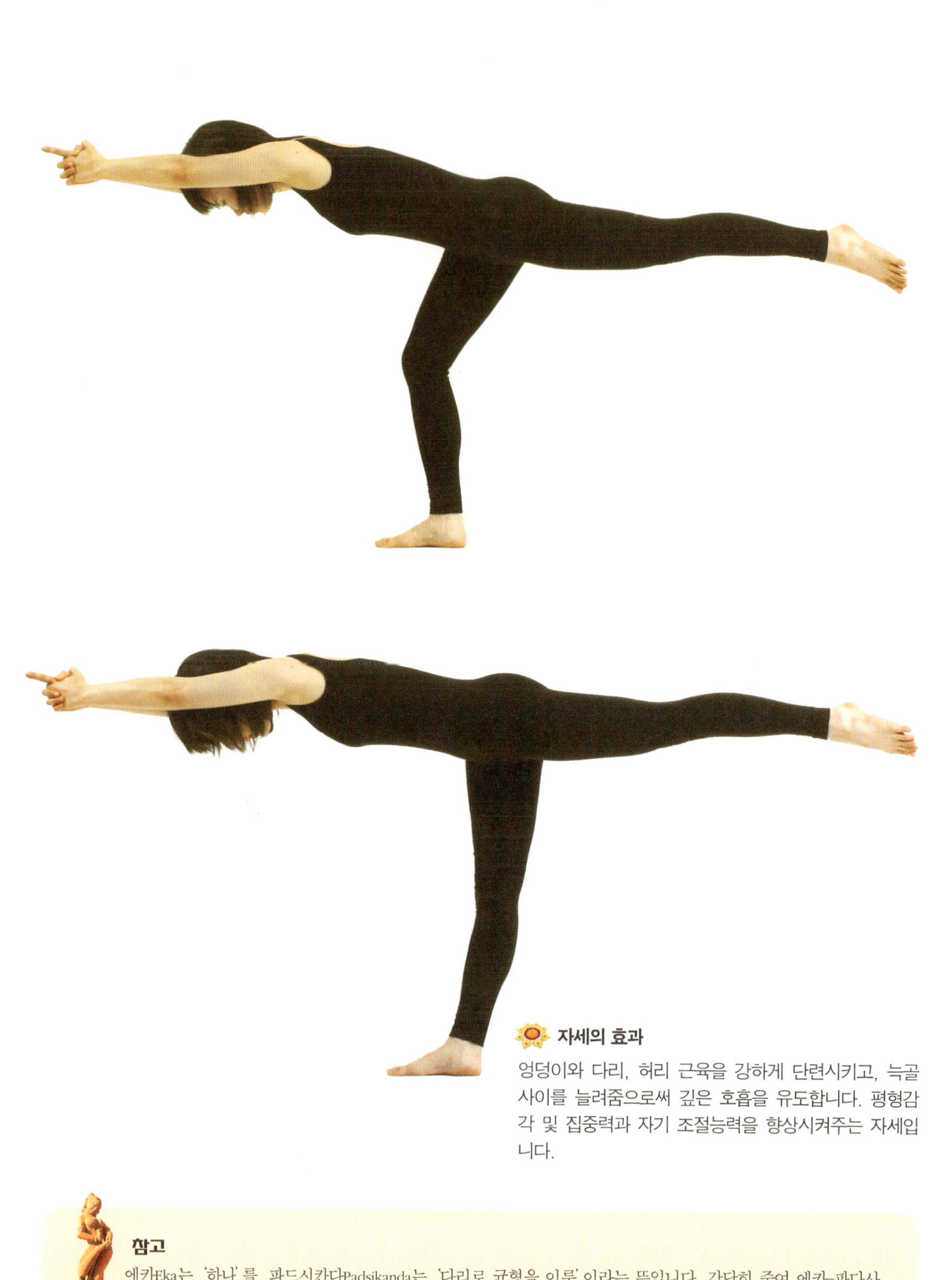

🏵 자세의 효과

엉덩이와 다리, 허리 근육을 강하게 단련시키고, 늑골 사이를 늘려줌으로써 깊은 호흡을 유도합니다. 평형감 각 및 집중력과 자기 조절능력을 향상시켜주는 자세입 니다.

🧍 참고

에카Eka는 '하나'를, 파드시칸다Padsikanda는 '다리로 균형을 이룬'이라는 뜻입니다. 간단히 줄여 에카-파다사 나Eka-Padasana로도 부릅니다.

- 다리를 어깨너비의 두 배 이상으로 열고 섭니다.
- 오른발 끝을 옆으로 돌리고 왼발 끝도 오른쪽으로 돌려 양발이 일직선상에 놓이도록 합니다.
- 상체를 왼쪽 방향으로 돌리고 가슴 앞에서 두 손을 모읍니다.
- 왼쪽 무릎을 직각이 되게 구부린 후, 눈을 크게 떠서 정면을 바라보며 천천히 모은 손을 위로 치켜 올립니다.
- 양팔이 귀 가까이 붙게 하여 가능한 손끝을 멀리 밀어 올리며 전신을 팽팽하게 긴장시킵니다.
- 시선을 정면에 고정시키고 자세를 유지한 다음, 천천히 반대 순서로 되돌아옵니다.
- 발을 바꾸어 반대방향으로 같은 방법과 순서에 따라 실행합니다.

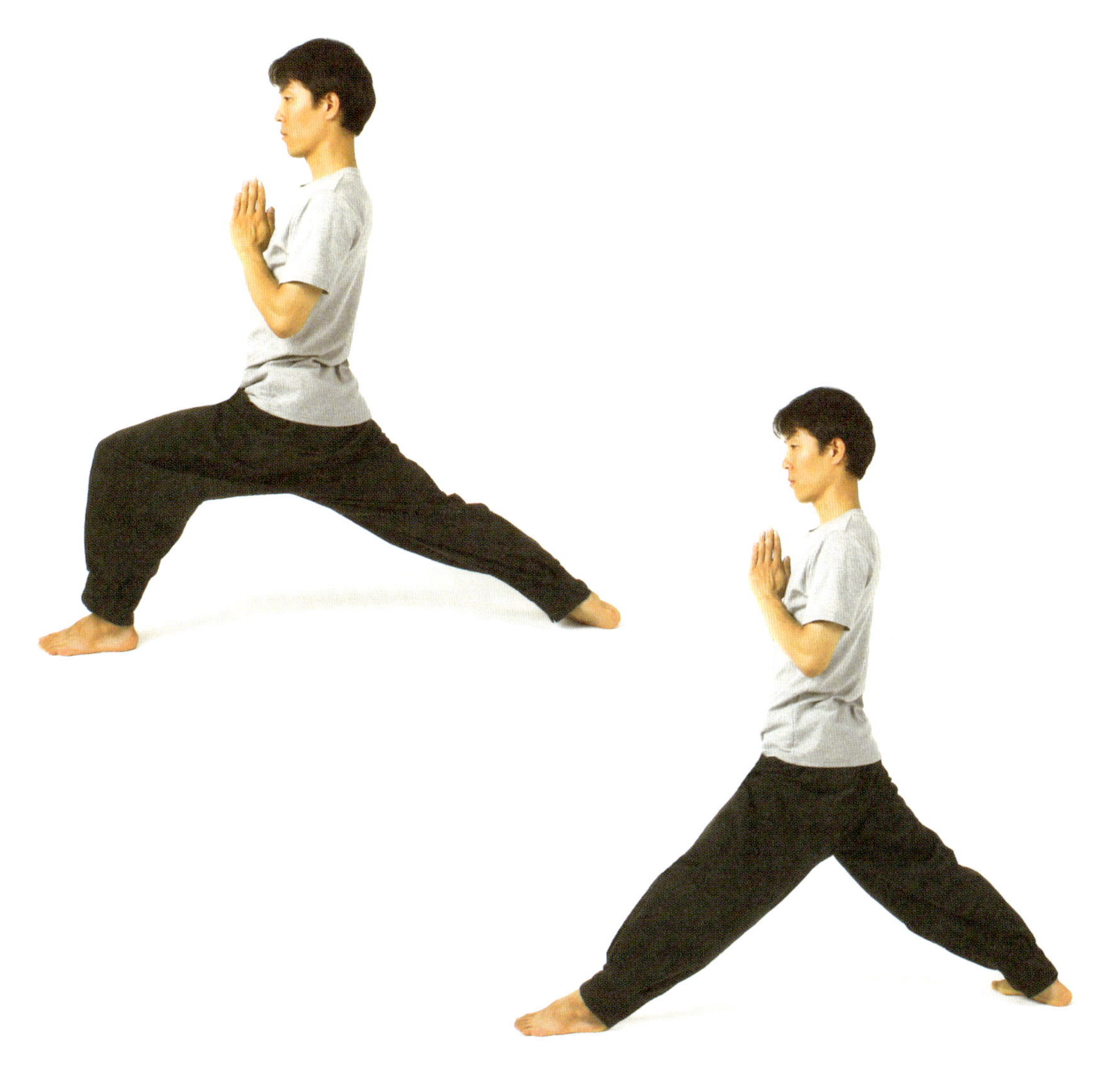

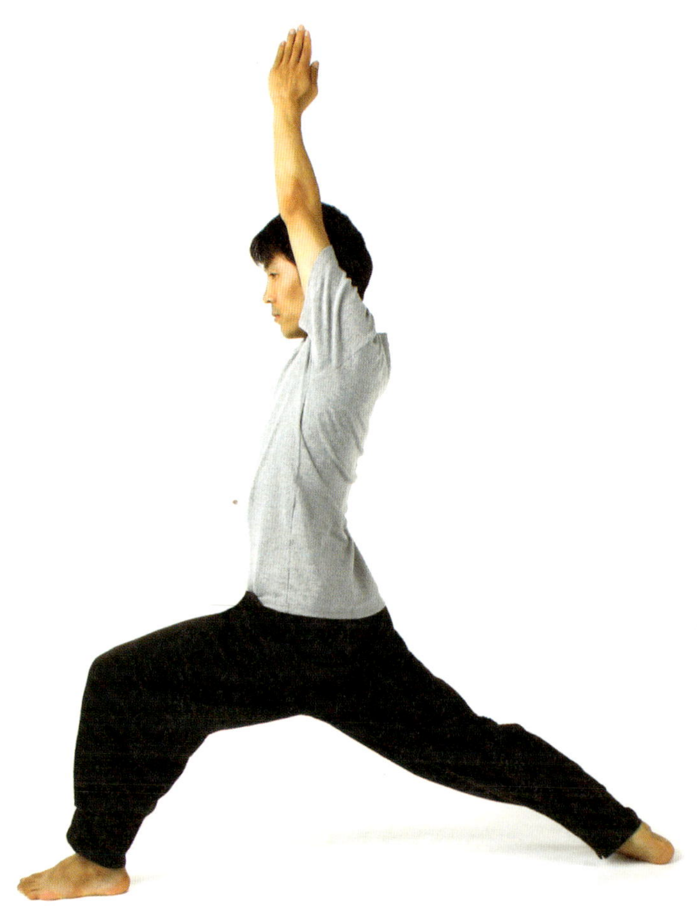

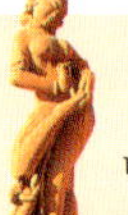

☀️ 자세의 효과

다리근육이 강화되고 어깨의 긴장이 해소되며, 흉곽이
늘어남으로써 심폐기능이 향상됩니다. 강한 의지력과
집중력을 갖게 합니다.

참고

범어梵語, Sanskrit의 비라Vira는 '영웅英雄', 또는 '전사戰士'를 의미하고, 바드라Bhadra는 '제왕帝王'을 뜻합니
다. 이 자세는 힌두신화에서 악의 세력에 맞서는 신들의 우두머리인 인드라Indra의 권위를 나타냅니다.
다른 한편으로는 우주적 질서를 위하여 모든 부정적 요소들을 일소하는 시바Siva 신의 강력한 힘을 상징하기도 합니
다. 어떤 의미이든 수행자의 강한 의지를 반영하는 자세라 할 수 있습니다.

- 다리를 어깨너비의 두 배 이상으로 열고 섭니다.
- 오른발 끝을 옆으로 돌리고 무릎은 직각으로 구부리며, 손은 오른발 바깥쪽 바닥에 붙입니다.
- 왼팔을 머리 위쪽으로 들어 올려 귀에 가까이 붙입니다.
- 정면을 바라보며 왼손과 발끝이 대각이 되게 하여 왼쪽 옆구리를 늘린 자세로 고정합니다.
- 진행의 반대순서로 되돌아와, 발의 방향을 바꾸어 같은 방법과 순서에 따라 반대편을 실행합니다.

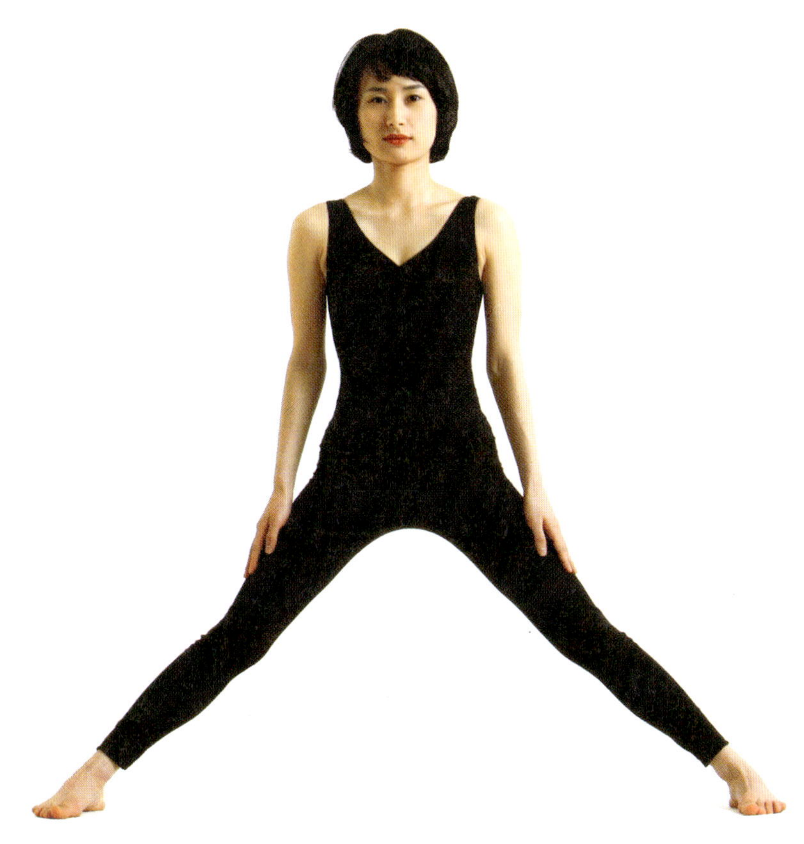

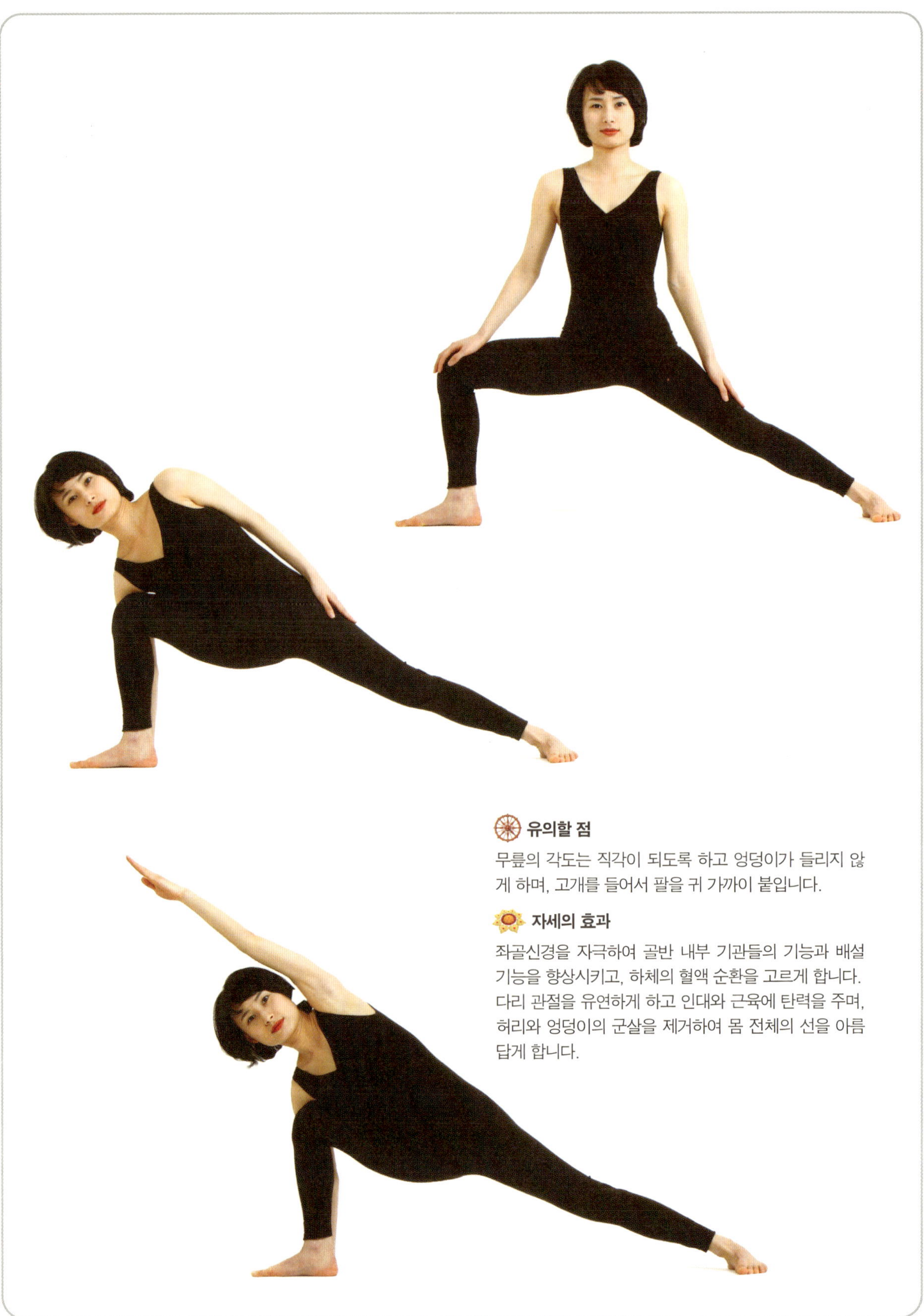

유의할 점
무릎의 각도는 직각이 되도록 하고 엉덩이가 들리지 않게 하며, 고개를 들어서 팔을 귀 가까이 붙입니다.

자세의 효과
좌골신경을 자극하여 골반 내부 기관들의 기능과 배설 기능을 향상시키고, 하체의 혈액 순환을 고르게 합니다. 다리 관절을 유연하게 하고 인대와 근육에 탄력을 주며, 허리와 엉덩이의 군살을 제거하여 몸 전체의 선을 아름답게 합니다.

몸을 거꾸로 세운 자세

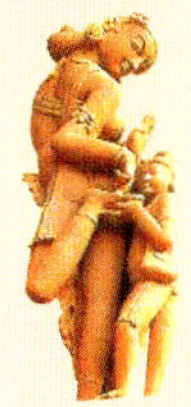무릎을 펴고 선 자세에서 머리를 발쪽으로 향하게 하거나, 발을 위쪽으로 하여 몸을 거꾸로 세우는 자세들은 요가의 매우 특별한 수행법입니다. 중력에 반하여 이루어지는 움직임들은 두뇌로 공급되는 혈류량을 증가시켜 신경세포들에 영양을 공급하고, 뇌하수체의 기능을 활성화하여 전체 내분비계를 효과적으로 조율합니다. 또한 팔과 복부에 집중되어 있는 혈액과 림프액을 허파와 심장으로 보내 빠르게 정화시켜 전신에 고르게 재순환시켜 줍니다.

몸이 역전逆轉된 상태에서는 호흡이 깊고 느릿해지므로 기체氣體교환이 보다 효율적으로 이루어지게 됩니다. 그리고 복부를 강하게 자극함으로써 위장, 간장, 비장, 신장, 췌장 등의 기관들이 보다 능률적으로 기능할 수 있게 됩니다. 이로써 느슨해진 조직에 탄력을 주며, 소화기·혈액·내분비계 등 모든 기관들을 자극하여 결과적으로 몸 전체 기관들을 구성하는 세포들에 효율적으로 영양을 공급해주고 체내에 잔류하는 독소들을 제거하는 효과가 있습니다.

전통적으로 거꾸로 선 자세들은 성적 에너지를 정신력으로 승화시키는 방편으로써 수행되어 오기도 했습니다. 여기에서 다루는 자세들의 목표는 생명력의 저장소인 차크라Cakras들을 자극하고 척주를 타고 흐르는 수슘나-나디Susumna-nadi를 열어 회음부에 잠들어 있는 원기인 쿤달리니Kundalini를 해방시킴으로써 의식을 각성시키는 것입니다. 비록 쿤달리니를 상승시키는 일은 지극히 어려운 일일 것이나, 거꾸로 선 자세들이 명상과 집중력을 깊어지게 한다는 점에는 의심의 여지가 없습니다. 이로써 의식을 정화하고 새로운 차원으로 정신을 이끌 수 있게 됩니다.

몸을 거꾸로 세우는 자세는 정신력을 증대시켜 집중력과 자신감을 가지게 합니다. 산란한 마음을 가라앉히고 근심과 긴장을 해소시켜 새로운 의지와 창조력을 고취시켜 줍니다. 일상적인 흐름을 뒤집음으로써 육체적으로나 정신적으로 굳어진 낡은 습성들도 함께 뒤집어보는 기회를 가져보길 바랍니다.

이 자세들을 수행할 때는 최대한의 집중과 주의가 필요합니다. 전신을 거꾸로 세움으로써 척주를

"

비롯한 모든 기관들에 강한 압박이나 자극이 생길 수 있으므로 반드시 다음의 유의 사항들을 숙지하시기 바랍니다.

몸을 거꾸로 세운 자세에서 유의할 점

- 격렬한 운동 이후나 음식물 섭취 후 3시간 이내에는 거꾸로 서는 자세를 하지 않아야 합니다. 최소한 근육의 피로와 혈액순환이 안정되기까지 기다립니다.
- 바닥에 머리를 보호하는 부드러운 방석을 준비하되, 공기로 채워졌거나 용수철로 구성된 침대 등 탄력이 커서 균형을 방해할 정도가 되어서는 안 됩니다.
- 자세 실행에 방해가 되거나, 균형을 잃어 자세가 무너졌을 때 부딪치지 않도록 주변의 물건들은 치워둡니다.
- 자세가 무너지는 경우에는 순간적으로 몸의 긴장을 풀고 유연하게 등을 굴려 바닥에 닿게 해야 관절에 충격이 미치지 않습니다.
- 처음에는 전체적인 균형감각을 익히고, 익숙해지면 점차 자연스럽게 호흡하며 자세를 유지하는 시간을 늘려갑니다.
- 실행하는 동안 육체적인 부담이나 고통이 느껴질 때는 즉시 자세를 풀고 사바사나Savasana로 휴식합니다.
- 임산부나 월경중인 여성, 허리에 이상이 있거나, 특히 척추간판 탈출증으로 인한 심각한 문제가 있는 경우에는 이 자세를 실행하지 않아야 합니다.
- 고혈압과 음주 등으로 혈액순환에 장애가 있는 경우와 복부의 압력을 최대로 증가시키는 공작자세Mayurasana 이후에도 절대 실행해서는 안 됩니다.
- 어떠한 자세든 서두르지 않고 천천히 실행합니다.

- 등을 대고 누워 다리를 가지런히 모읍니다.
- 엉덩이 옆 바닥에 손바닥을 붙인 채, 느릿하게 모은 다리를 들어 올려 머리 뒤쪽으로 넘깁니다.
- 손바닥으로 골반을 받치고 발끝을 위로 치켜 올립니다.
- 목과 어깨, 등이 바닥에 닿게 하고, 양 팔꿈치로 들어 올린 하체를 지지하면서 손바닥으로 골반을 단단하게 받칩니다.
- 무릎을 곧게 펴서 다리를 수직으로 세운 상태에서 호흡을 자연스럽게 유지하며 눈을 감고 명상합니다.
- 시작부터 되돌아오기까지의 모든 과정이 하나의 집중된 몸과 마음의 동작임을 유념하여 차분히 실행합니다. 또한 성급하게 완성 자세를 취하려 하기보다는 매순간의 미묘한 움직임을 느끼고 살핍니다.

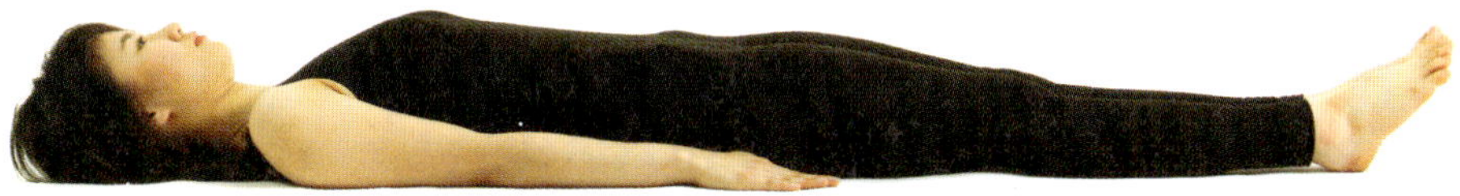

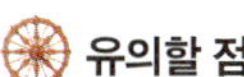 **유의할 점**

상급에서 소개되는 어깨로 서는 자세Sarvangasana와 비슷하지만, 손으로 지지하는 부위가 등이 아니라 골반이라는 점과 턱이 앞가슴에 붙지 않는다는 점에서 다릅니다. 골반을 받치는 두 팔꿈치가 너무 벌어지지 않게 합니다.

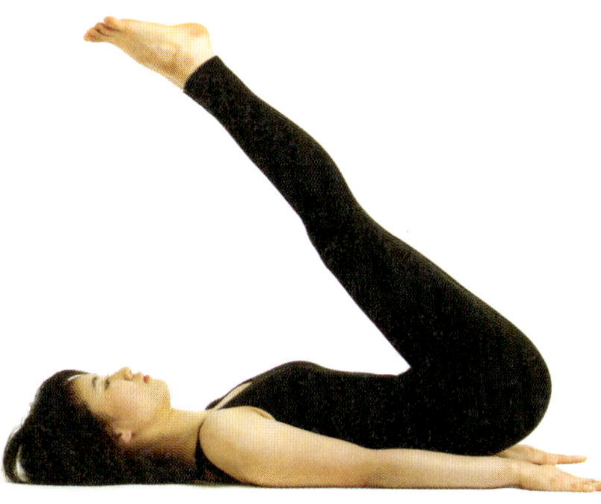

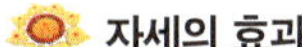 **자세의 효과**

소화력을 왕성하게 하고 장의 기능을 높이며, 복부 근육을 강화하고 정맥 혈류의 흐름을 좋게 합니다.

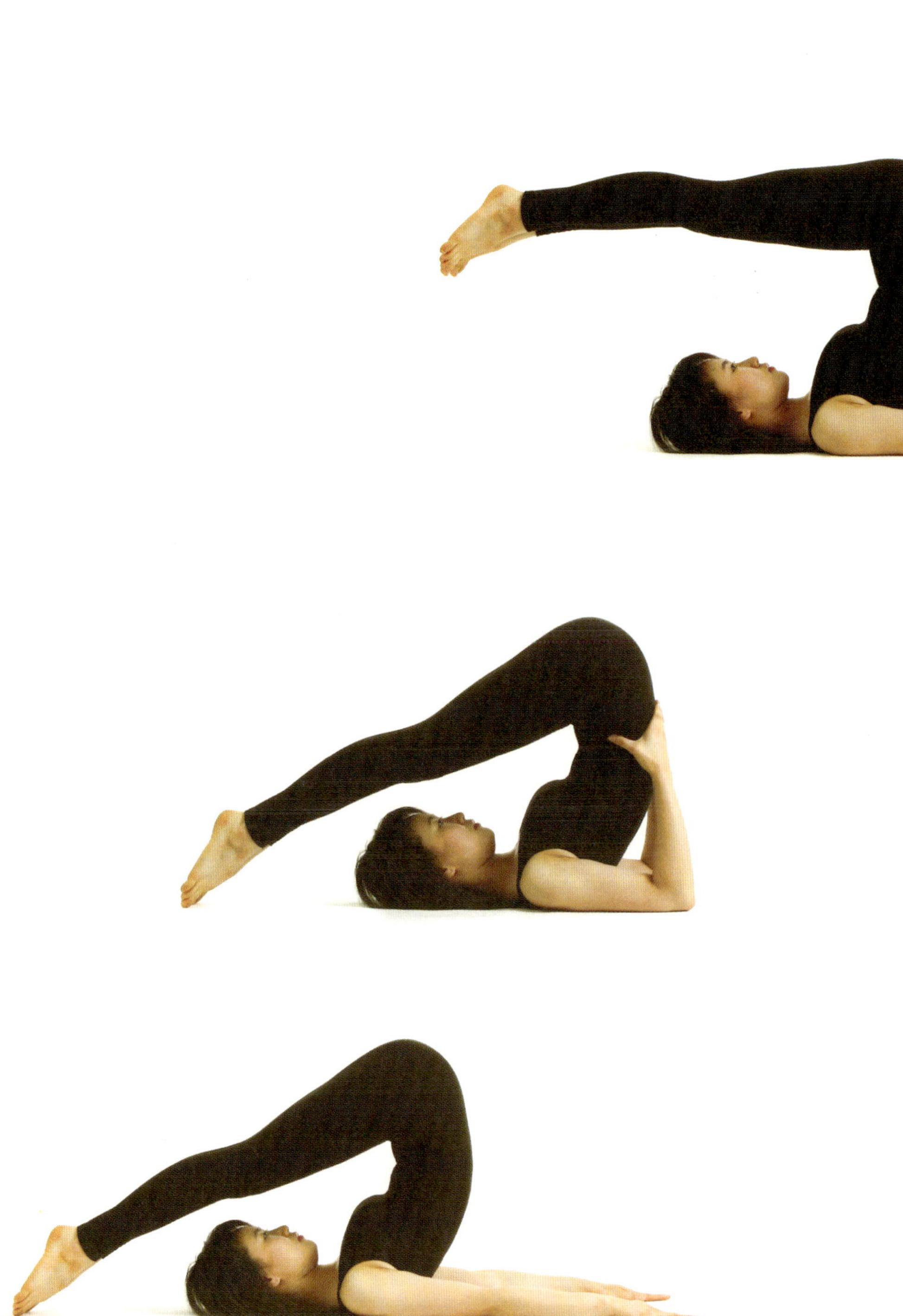

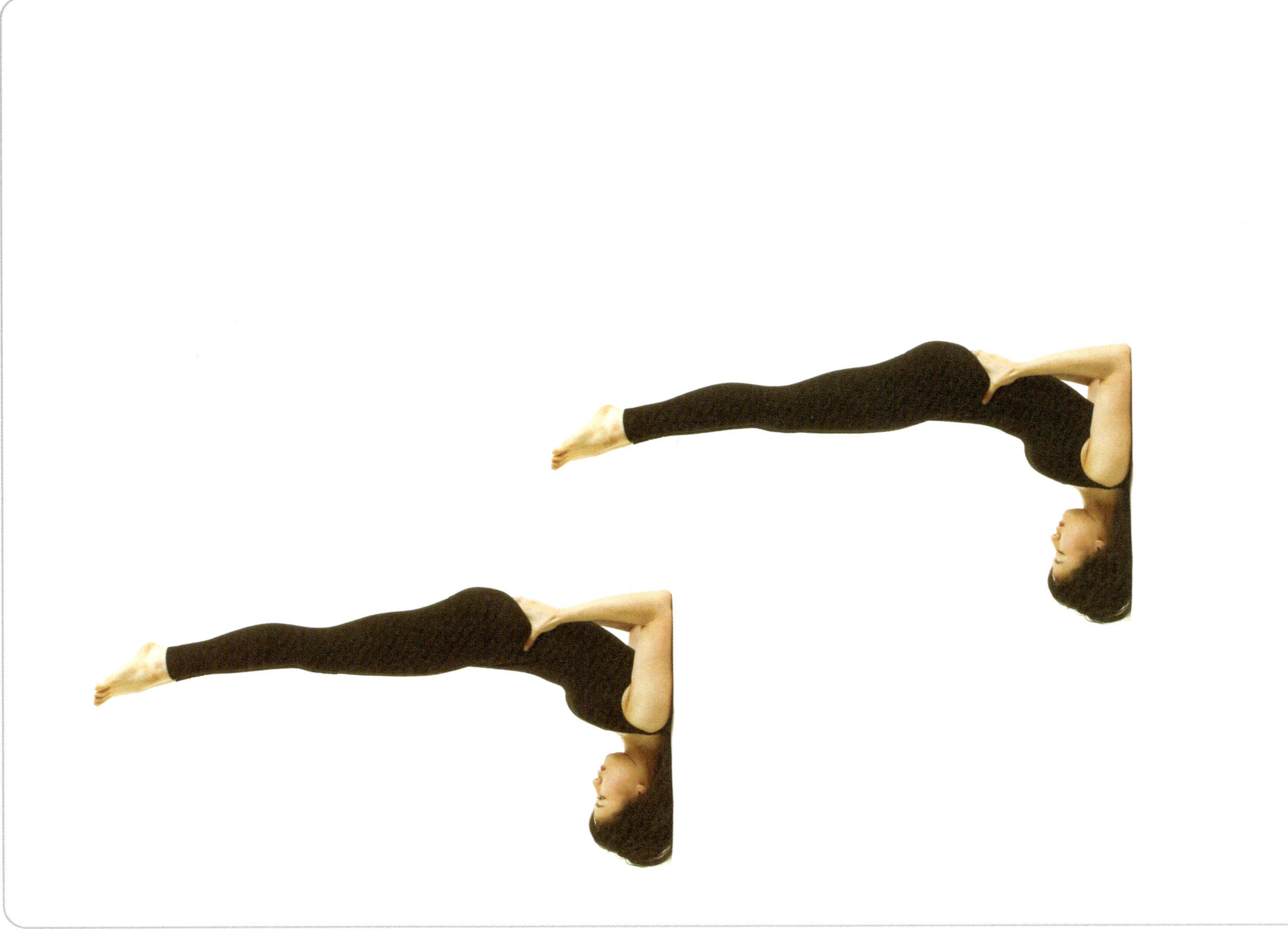

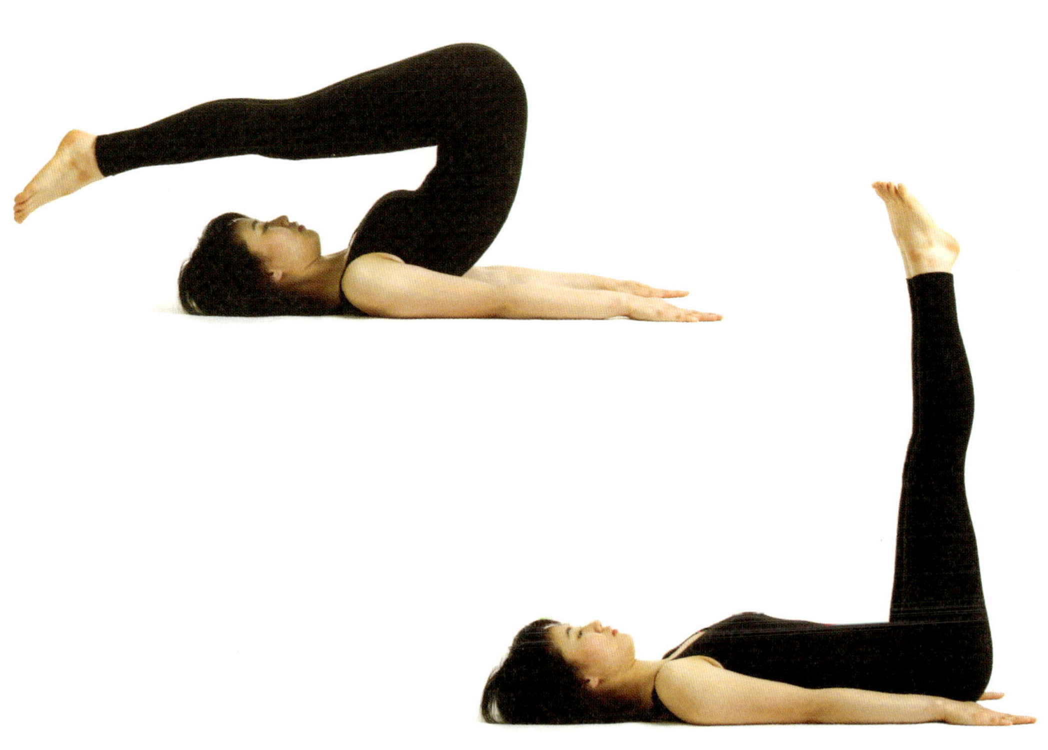

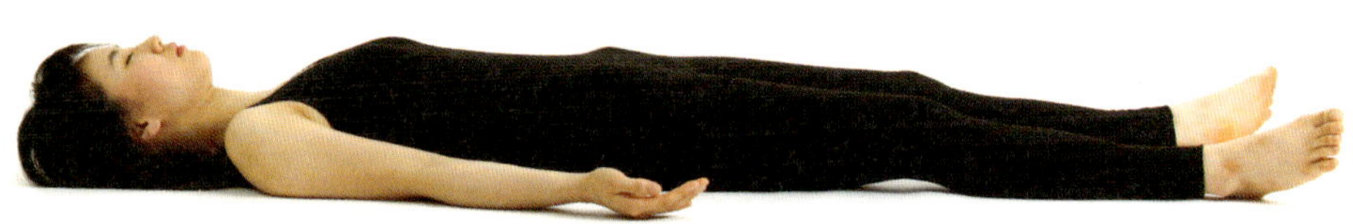

참고

몸과 마음이 하나로 연결됨을 상징하는 무드라Mudra로, 자차 익숙해져서 처음의 어색함과 불편함이 사라지게
되면 편안하게 깊은 명상이 이루어지는 자세입니다. 전통요가 경전들에서 '불멸의 자세'로 불리며 거듭 강조될
만큼 중요한 자세입니다. 보다 정확한 명칭은 비파리타-카라니-무드라Viparita-karani-mudra로, '전신을 이용한 고정된
결인結印'을 뜻합니다.

- 금강좌Vajrasana에서 손바닥을 어깨너비로 열어 바닥에 붙입니다.
- 양 손끝과 이마가 삼각형을 이루게 하여 바닥에 붙이고, 엉덩이를 위로 들어 올리며 무릎을 폅니다.
- 등과 머리가 수직이 될 때까지 발끝으로 가슴 가까이 천천히 걸어와 발을 바닥에서 들어 올리고, 무릎을 접어 몸의 균형을 잡습니다.
- 느릿하게 접은 무릎을 위로 세웠다가 발끝이 바닥과 수직이 되도록 높이 들어 올립니다.
- 손바닥과 정수리로 균형을 찾고 눈을 감습니다.
- 느릿하게 역순으로 조심스럽게 되돌아온 다음 금강좌Vajrasana로 앉아 주먹을 겹쳐 쌓은 위에 상체를 앞으로 숙여 이마를 댑니다.
- 안정이 될 때까지 멈추었다가 사바사나Savasana로 휴식합니다.

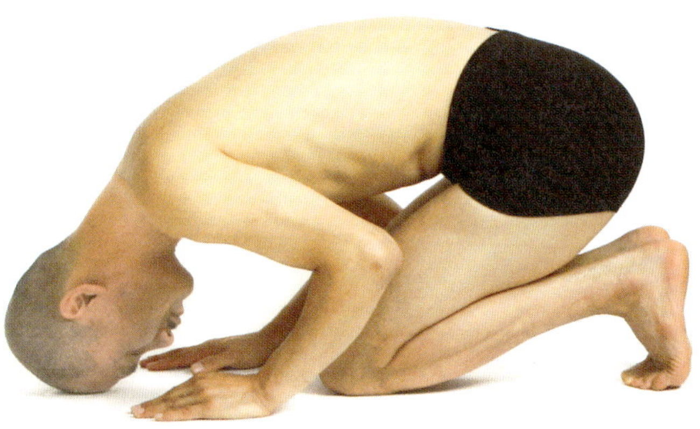

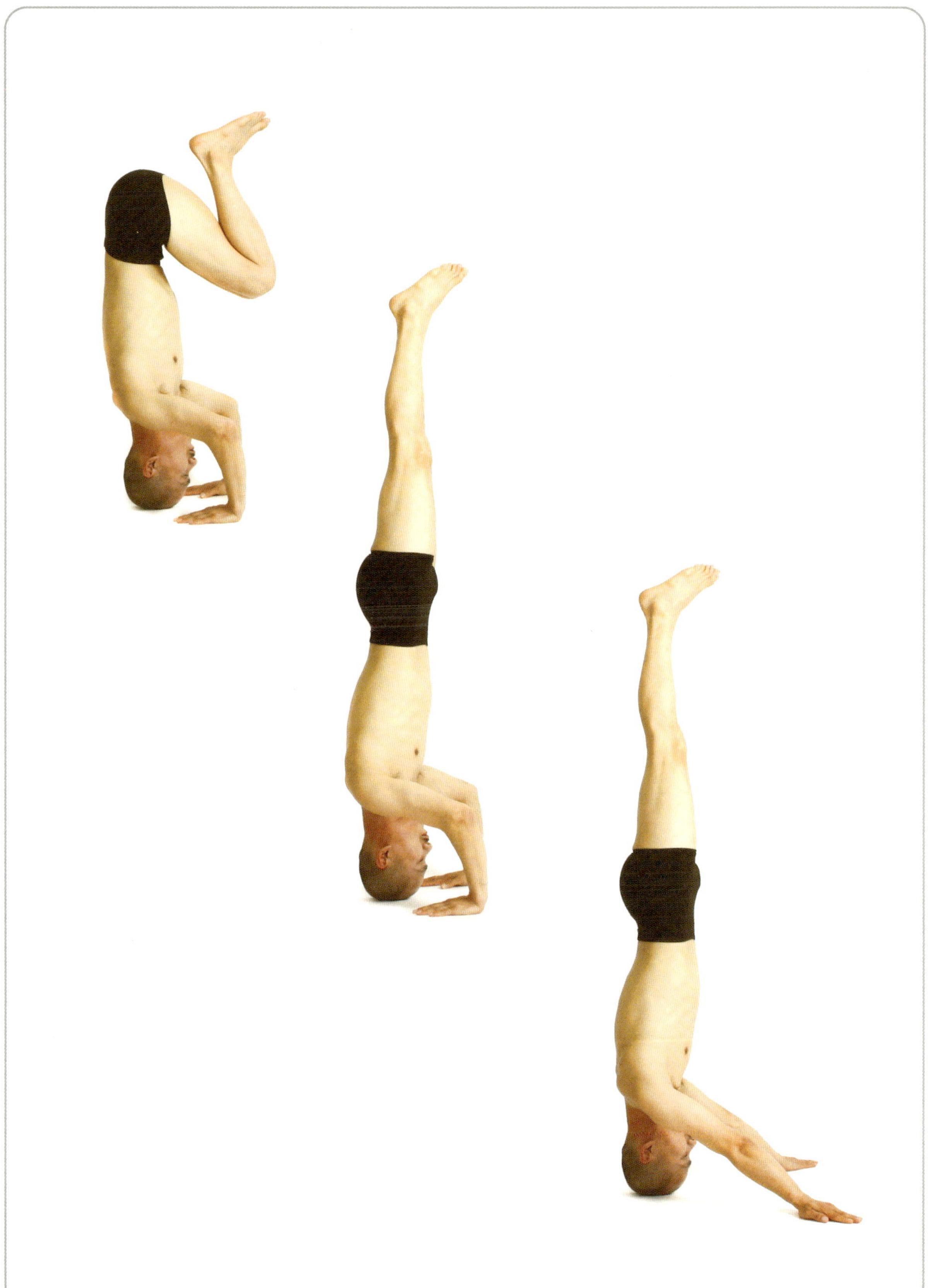

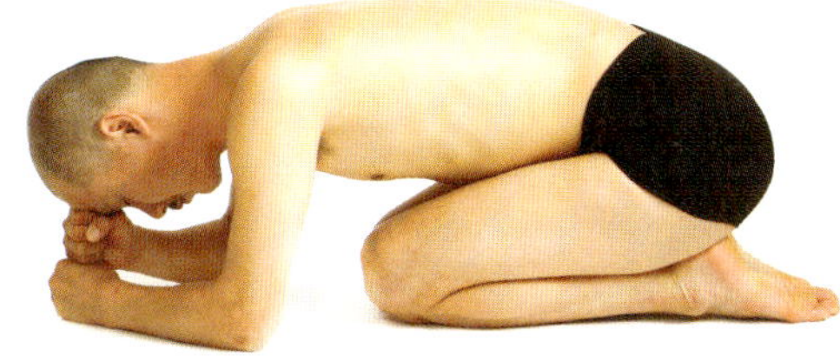

물구나무서기|Shirshasana의 준비단계로서 두뇌에 충분
한 혈액을 공급하고 신경계를 안정시킵니다.

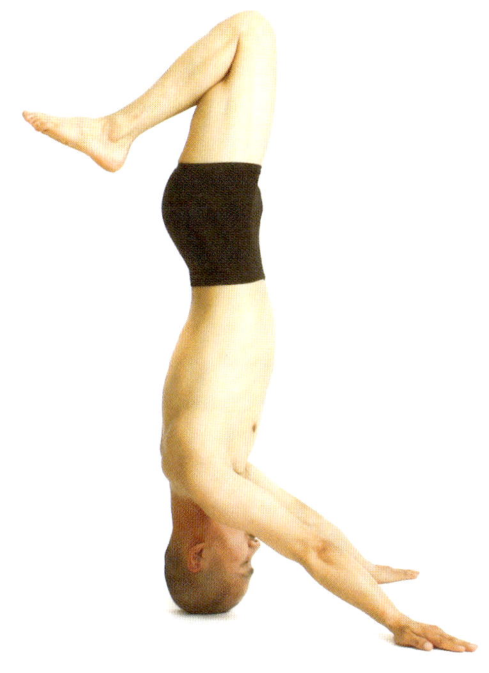

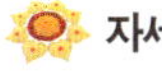 **자세의 효과**

물구나무서기|Shirshasana의 준비단계로서 두뇌에 충분
한 혈액을 공급하고 신경계를 안정시킵니다.

죽은 사람死者의 자세 Savasana

- 담요나 깔개 위에 몸을 반듯하게 하여 눕습니다.
- 양 손바닥을 위로 향하게 하여 엉덩이 가까이 두고, 다리는 어깨너비로 열어둡니다.
- 온몸의 긴장을 풀고 모든 움직임을 멈추어, 마치 죽은 사람처럼 눈을 감습니다.
- 머리를 한쪽 방향으로 돌려 기도를 확보하고 자연스러운 호흡이 되도록 합니다.
- 휴식의 시간은 정하지 않으며 충분한 이완이 이루어질 때까지 자세를 유지합니다.
- 몸에 강한 긴장을 주는 자세 이후에 그 긴장감을 해소하기 위해서 취하는 자세이기도 합니다.
- 요가 자세의 수련 전후나, 역동적 자세인 해맞이 12자세Surya-namaskara의 실행 후, 또는 육체적인 피로 및 정신적 긴장의 해소를 위해 취침 전에 하는 것이 좋습니다.

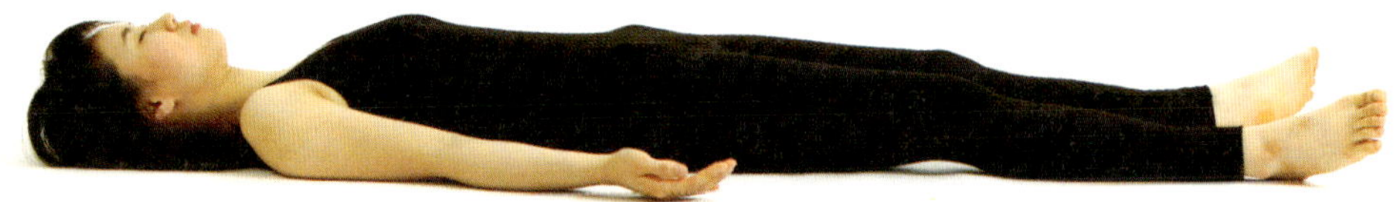

🌸 자세의 효과

육체적인 긴장을 해소함과 동시에 심리적으로도 안정을 이루게 하는 자세입니다. 아주 작은 움직임도 없이, 호흡조차도 의식하지 않으면서 완전한 이완상태를 경험할 수 있습니다.

참고

전통적인 이완의 자세로, 바닥에 몸을 펴고 누워 죽은 사람처럼 움직이지 않는다 하여 붙여진 이름입니다. 심장에서 멀리 떨어져 있는 부분, 즉 양 손목의 관절부터 양쪽 팔꿈치와 어깨, 목 그리고 양쪽 발목과 무릎, 엉덩이, 허리의 순서로 긴장을 늦추어 갑니다. 완전한 신체적 이완이 이루어질 때 의식은 고양됩니다. 비록 짧은 시간이라도 충분한 휴식과 이완으로 긴장을 풀어주므로 요가 자세의 시작이나 완성 이후에 실행합니다.

'완전한 풀림'을 의미하는 무리타사나Mritasana라 부르기도 합니다. (H.P 1/32, G.S 2/18)

벌이 꽃의 밖에 있을 때는 윙윙거리며 소리를 내나,
꽃으로 들어가 꽃가루를 딸 때는 아무 소리도 내지 않는 것처럼,
진리의 감로를 맛보지 않은 사람은 이론이나 교리 논쟁에 휘말리지 않는다.
진리를 체득하면 그는 침묵으로 빠져든다.
— 스와미 비베카난다 Swami Vivekananda

수행자

바람으로 띠 두른 고행자들은
갈색으로 더럽혀진 옷을 입는다.
바람이 질주하는 길을 따라
그들은 전에 신神들이 다녔던 곳으로 가누나.

— 리그 베다 Rig Veda

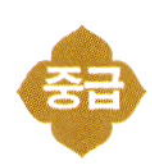

중급

인도 전통 요가의 맥脈

초판 1쇄 인쇄 │ 2007년 3월 5일
초판 1쇄 발행 │ 2007년 3월 12일

편역 │ 배해수
펴낸이 │ 이의성
펴낸곳 │ 지혜의 나무

등록번호 │ 제 1-2492호
주소 │ 서울시 종로구 관훈동 198-16 남도빌딩 3층
전화 │ 02)730-2211
팩스 │ 02)730-2210

ISBN 978-89-89182-62-7 03690
ISBN 978-89-89182-60-3 세트

*잘못된 책은 바꾸어 드립니다.